智慧医疗

数智化医疗的应用与未来

刘东明 余泓江——著

ZHEJIANG UNIVERSITY PRESS
浙江大学出版社
·杭州·

图书在版编目（CIP）数据

智慧医疗 : 数智化医疗的应用与未来 / 刘东明, 余泓江著. -- 杭州 : 浙江大学出版社, 2022.11
　ISBN 978-7-308-23095-7

　Ⅰ．①智… Ⅱ．①刘… ②余… Ⅲ．①数字技术－应用－医疗卫生服务 Ⅳ．①R197.1-39

中国版本图书馆CIP数据核字(2022)第176161号

智慧医疗：数智化医疗的应用与未来

刘东明　余泓江　著

责任编辑	张　婷
责任校对	顾　翔
策　划	杭州蓝狮子文化创意股份有限公司
责任印制	范洪法
封面设计	仙境工作室
出版发行	浙江大学出版社

（杭州市天目山路148号　邮政编码　310007）

（网址：http://www.zjupress.com）

排　版	杭州林智广告有限公司
印　刷	杭州钱江彩色印务有限公司
开　本	710mm×1000mm　1/16
印　张	15
字　数	192千
版 印 次	2022年11月第1版　2022年11月第1次印刷
书　号	ISBN 978-7-308-23095-7
定　价	68.00元

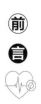

前言

一直以来，我国医疗行业都存在医疗资源分布不均、跨地域就诊难等问题。在新冠肺炎疫情防控常态化的背景下，这些问题的表现愈发明显。第七次全国人口普查数据显示，2020 年，我国人口达到 1443497378人，约占全球人口的 18%。其中，60 岁及以上人口为 26402 万人，占18.7%。

而相对于庞大的人口规模而言，我国的医疗资源总量不足，且分配严重不均衡。国家卫生健康委员会发布的《2020 年我国卫生健康事业发展统计公报》显示，2020 年全国医院总数为 35394 个，其中公立医院11870 个，民营医院 23524 个，三级医院 2996 个，其中三级甲等医院1580 个，而且大多分布在经济比较发达的大城市。

患者想要获得优质的医疗服务，就不得不奔波前往大城市的三级医院，导致大医院人满为患，基层医院门可罗雀，并且形成恶性循环。而三级医院的优质医疗资源有限，无力接待来自全国各地的患者，难以提供理想的就医体验，导致医患关系紧张。与此同时，基层医院患者较少，医护资源浪费严重。想要解决这些问题，我国医疗行业必须进行一场彻底的改革，目前最佳的改革路径就是与 5G、人工智能、物联网等技术相结合，推动智慧医疗落地。

以 5G 为依托的智慧医疗，指的是以医院现有的人力资源和医疗设备为基础，借助高速率、低时延、广连接的 5G 网络为患者提供实时、远程、高移动性、数字化的医疗服务，切实提高医疗效率与病情诊断的准确率，推动医疗资源下沉，解决我国医疗资源分布不均，居民看病难、看病贵、医疗效率低、质量差等问题，带给患者优质的就医体验，提高医院的运营效率，降低运营成本。同时，借助先进的物联网技术，患者与医护人员、医疗机构、医疗设备可以开展良好的互动，还可以改变以疾病治疗为主的传统治疗模式，转向疾病预防，满足人们预防性、个性化的医疗需求。

智慧医疗的落地，为医疗行业改革带来广阔的想象空间。在智慧医疗环境中，医院可以对身体康健的个人进行基因检测，发现基因缺陷，尽早提示可能存在的健康风险；医院可以借助医疗大数据创建病症模型，辅助医生快速、准确地对患者病情做出诊断；医生可以借助可口服的纳米级智能手术机器人对患者开展精准无创手术；慢性病患者可以借助人工智能家庭医生进行日常护理；偏远地区的患者可以借助远程医疗，在家享受三级医院的优质医疗服务……但智慧医疗是建立在各种技术的基础之上的，例如远程医疗、远程手术对网络传输速率有很高的要求，传统的 4G 网络很难满足，所以智慧医疗建设与 5G、物联网等先进技术相结合势在必行。

我国利用 5G 助力智慧医疗落地有天然优势。2019 年 6 月，中国电信、中国移动、中国联通和中国广电获得工业和信息化部颁发的 5G 商用牌照，标志着我国正式进入 5G 商用时代。根据工业和信息化部发布的数据，截至 2021 年底，我国累计建成并开通 5G 基站 142.5 万个，建成全球最大 5G 网络，覆盖所有地级市城区、超过 98% 的县城城区和 80% 的乡镇镇区。据中国信息通信研究院实测，我国 5G 用户平均下行数据速率超过 500 Mbit/s，数据传输时延缩短至 1 ~ 10 毫秒，使很多在 4G 网络环境下无法实现的医疗场景有了实现的可能，例如远程手术、高清视频远程会诊、远程医疗教学、AI 辅助诊断等，为智慧医疗的发展带来了新机遇。

除了快速发展的 5G 技术的支持外，为了加快智慧医疗建设，我国政府部门出台了很多相关政策。2018 年 4 月，国家卫生健康委员会研究制定了《全国医院信息化建设标准与规范（试行）》，对未来 5 ~ 10 年我国医疗行业信息化建设提出了要求；国务院办公厅印发《关于促进"互联网 + 医疗健康"发展的意见》，围绕"互联网 +"医疗服务、公共卫生服务、家庭医生、药品供应保障、医疗保障结算服务、医学教育和科普服务、人工智能应用服务等做出了指示，要求医疗行业尽快实现医疗信息的互通共享，建立健全的"互联网 + 医疗健康"标准体系。

2020 年 3 月，在国家发展和改革委员会与工业和信息化部联合印发的《关于组织实施 2020 年新型基础设施建设工程（宽带网络和 5G 领域）的通知》中，"面向重大公共卫生突发事件的 5G 智慧医疗系统建设"被列为重点事项。除国家层面的政策外，一些省市也围绕"5G+ 智慧医疗"发布了利好政策。在政策与技术的双重支持下，一批 5G 医疗应用示范项目落地，一些医院开始尝试进行远程诊疗、远程急救、远程超声、远程慢病管理、远程教学等实践，不断积累经验，为智慧医疗、远程医疗的推广应用奠定良好的基础。

《智慧医疗：数智化医疗的应用与未来》一书立足于后疫情时代我国医疗体系变革的大背景，从技术架构与实际应用两个层面出发，结合医疗机构与百度、腾讯、阿里巴巴等互联网科技企业的实践成果，从 5G 智慧医疗、AI 智慧医疗、场景实践、医疗大数据、医疗物联网、AI 智慧养老六个维度，对以 5G、物联网、人工智能等先进技术为依托的、面向未来的智慧医疗进行全方位探究。

本书内容丰富，涵盖了智慧医疗的方方面面，不仅包括最受关注的智慧医院建设、远程手术、远程病理诊断、远程教学、远程监护、智慧化的病房管理与物资管理、数字化的院区管理等内容，还对影响智慧医疗发展的关键要素——医疗大数据进行了探究，对医疗大数据平台建设，数据收集、存储、分析与应用的合规要求进行了全面讨论，对最具想象的智慧养老进行了畅想。

本书虽然涉及很多先进技术，但将技术与实际应用案例相结合，辅之以通俗易懂的语言，极大地降低了理解难度，不仅适合医疗行业的管理者、从业者、相关科技企业的从业者阅读，还适合对智慧医疗感兴趣的普通读者翻阅。

第一部分　5G 智慧医疗

第五部分 医疗物联网

14 万物智联：物联网引领医疗智能化

15 物联网在智慧医疗领域的场景落地

16 基于物联网的数字化医院解决方案

17 可穿戴医疗：开启移动医疗新蓝海

第六部分　AI 智慧养老

18　智慧养老：AI 技术破解老龄化难题

19　基于 AI 技术的智慧养老解决方案

20　5G 大数据在智慧养老中的应用

后记

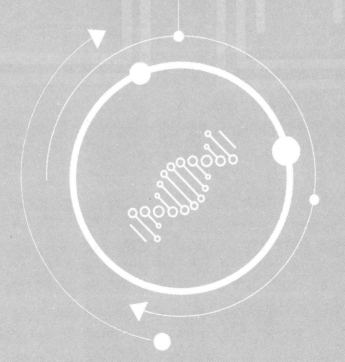

第一部分
5G 智慧医疗

第1章　5G+智慧医疗：后疫情时代的医疗变革

后疫情时代的医疗体系变革

2020 年初暴发的新冠肺炎疫情不仅给我国经济发展造成了巨大冲击，也给我国公共卫生应急管理体系、重大疫情防控机制带来了严峻考验。在此次疫情防控过程中，5G、大数据、人工智能等新兴技术发挥了重要作用。

基于 5G 在此次防控疫情中的种种表现，工业和信息化部发布的《关于推动 5G 加快发展的通知》明确指出要"开展 5G 智慧医疗系统建设，搭建 5G 智慧医疗示范网和医疗平台，加快 5G 在疫情预警、院前急救、远程诊疗、智能影像辅助诊断等方面的应用推广。进一步优化和推广 5G 在抗击新冠肺炎疫情中的优秀应用，推广远程体检、问诊、医疗辅助等服务，促进医疗资源共享"。

随着疫情逐渐稳定，在即将实现大规模商用的 5G 技术以及人工智能、大数据、云计算等技术的支持下，我国医疗行业必将实现数字化转型，向智慧医疗的方向不断发展。

此次新冠肺炎疫情暴发后，很多人都将其与 2002 年的"非典"疫情放在一起比较。"非典"结束后，我国医疗卫生服务体系与公共卫生体制发生了一场重大变革。据此推断，新冠肺炎疫情结束后，国家对突发重大公共卫生事件的重视将达到一个前所未有的高度。

根据国家发展和改革委员会与工业和信息化部联合印发的《关于组织实施 2020 年新型基础设施建设工程（宽带网络和 5G 领域）的通知》，我国将积极利用 5G、人工智能、大数据、云计算等新技术，加快建设面向重大公共卫生突发事件的 5G 智慧医疗系统，将突发重大公共卫生疫情防控纳入我国现代化治理体系。

在此次疫情期间，5G 技术得到了广泛应用。

疫情期间，华为与电信运营商合作，在全国各地的疫情救治医院部署5G 网络，帮助医院建设5G 远程会诊系统，让外地的专家通过远程网络参与会诊，极大地提高了救治效率。

火车站、机场、地铁等人群密集区域利用"5G+ 热成像技术"，在极短的时间内对大量人员进行测温，并将采集到的数据实时回传，为疫情防控构筑了一道坚实的防线。

为了最大限度地减少人与人之间的接触，保证医护人员的安全，无人机、5G 无人运输车等走进了各大医院，代替工作人员喷洒消毒剂，运输各类物资。

随着 5G 与智慧医疗实现深度融合，人们关于远程医疗的种种设想将加快落地。以 5G 支持下的超高清视频为依托，专家可以远程指导基层医生对患者的病情进行诊断，让基层医院的患者也能享受到优质的医疗服务，从而解决医疗资源分布不均的问题。

华为与中国移动联合利用5G网络在浙大二院建立了全国第一个"5G远程绿色急救通道"，开发了多个医疗子系统，例如5G远程B超、5G急救指挥平台、VR浸入式全景诊疗等，为患者打造了一个高效率、高稳定性的数字化的生命救援渠道。

在此之前，2019年6月，北京积水潭医院与嘉兴市第二医院、烟台市烟台山医院合作，在华为与中国电信提供的5G网络支持下，借助远程系统控制平台完成了国内第一例骨科手术机器人多中心5G远程手术。随着5G技术不断发展，相信"5G+远程手术"将在更多领域得以应用，切实提升医疗服务质量，使各地的医疗资源实现共享。

在分级诊疗方面，华为与中国联通合作，在浙江新昌推行"医共体5G智慧医疗"方案，"5G切片+MEC承载三维影像"等应用成功落地，实践效果得到了很好的验证。

除此之外，在5G网络的支持下，医院的安防系统将实现智能化改造，安防功能将得到大幅提升，最大限度消除偷盗贵重药物、偷盗婴儿、伤害医护人员等恶性事件的发生，为医护人员构筑一道坚实的安全防线。5G还能与医院办公、诊疗系统、管理信息化及安防智能化管理系统紧密结合，搭建医院综合安防系统，维持医疗卫生服务秩序，打造更和谐的医患关系。

医院传统的安防系统主要关注出入口、院区、楼内重点区域等位置，因为人力有限，无法顾及方方面面。5G智能安防利用无人车、无人机对整个院区进行巡防，并且增加了手机移动安防，弥补了传统安防系统的漏洞，为医院打造了一个360度立体化的安全防护体系。

面向未来的智慧医院模式

在新冠肺炎疫情暴发之后，人们秉持少接触、少出门的原则，开始寻求网络咨询、网络问诊。人们就诊行为的变化推动了智慧医疗建设进程的进一步加快。

相较于传统医疗来说，互联网医疗更加便捷，可以对医疗资源进行优化配置，以提高医疗资源的使用效率。在互联网医疗环境下，患者可以通过可穿戴智能医疗设备采集生命信息，利用大数据对信息进行处理，通过互联网上传、分享信息，让信息在整个医疗系统中流动起来，方便不同地区的专家进行远程会诊。在这种诊疗模式中，医生和患者不需要面对面交流。

互联网医疗的落地将为基层医疗带来实实在在的益处。互联网医疗在基层医疗领域的应用场景有两个：一是慢性护理；二是康复锻炼。在慢性护理场景中，5G可以为大规模、高密度的物联网业务的开展提供强有力的支持，满足医疗器械小型化、智能化的发展需求，创新慢性非传染性疾病的管理模式。在康复锻炼场景中，5G凭借超低时延的特性可以大幅提高传感器测量的精度，进一步拓展人工智能在医疗服务领域的应用范围，让人工智能在机械手臂、AI仿生假肢等领域得以应用。仿生假肢分布的5G传感器达到一定密度，就可以完成一些更精细的动作，帮助残障人士改善生活质量，为康复训练带来无限可能。

随着网上问诊需求的不断增加，医院必须加快数字化转型进程，加快"智慧医院"建设速度，打造以患者为中心，以智慧科研、智慧运营、智慧服务、智慧医教为核心的智慧管理统一运营平台，满足患者不断增加的线上咨询、网络问诊需求，进一步提高诊疗效率，优化患者的问诊体验。

在"智慧医院"建设方面，华为利用所掌握的先进技术打造了一张全连接的医疗协作专网，极大地拓展了医生、护士、患者、科室、医疗机构之间的连接通道，让他们可以高效沟通、便捷交流，让医院的各项业务互联互通，优质的医疗资源实现共享，让每个人都可以享受到同等的医疗服务。

华为的智慧医疗解决方案集成应用了5G、大数据、云计算等新一代信息技术，致力于打造一个全连接、全数字、全智能的"智慧医院"（如图1-1所示），优化医疗资源配置，让医疗服务实现均等化。为了优化医院管理，提高医院运作效率，华为还为医院打造了智慧运营中心，下设运营分析、综合安防、高效办公、后勤服务、资产管理等业务模块，打造一个互联互通的运营平台，对人、财、物、医、教、研、护、药、技等资源进行科学管理，进一步提高管理的精细化程度，让每个院区的运营都做到状态可视、事件可控、业务可管。

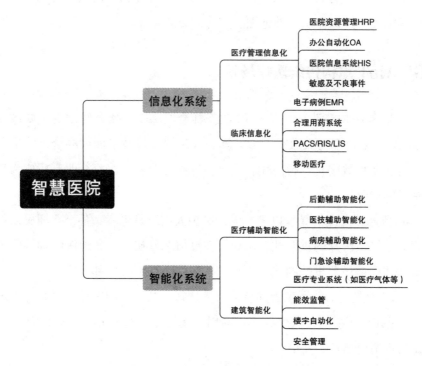

图1-1　华为"智慧医院"解决方案

在 5G 技术大规模应用之前，人们就希望借助其推动产业转型。5G 在医疗领域的应用当不负众望，将催生很多新的医疗场景，推动行业不断升级、创新发展。

5G 在医疗行业的应用将打破时间、空间、连接三方面的限制，推动线上医疗与线下医疗深度融合，加速远程医疗的落地应用，打破医疗服务的时空限制，打造一个无疆界医院，让无论身处何地的患者都能享受到优质的医疗资源与服务。

另外，5G 等创新科技在医院的广泛应用将帮助医院实现精细化管理，对医院的数字化转型产生积极的推动作用，促使医院的组织形态、管理模式以及患者的就医形式发生较大改变，切实提高患者就医的满意度。

5G 与 AR/VR 等技术相结合，能让远程医疗成为现实，还可以助力人才培养，颠覆现有的医学教育体系，对医学教育理念与模式进行创新，重构医学人才的知识体系，推进理、工、医交叉复合型人才的培养。

5G×AIoT 重构传统医疗场景

人们常说"4G 改变生活，5G 改变社会"。5G 对社会的改变主要体现在 To B 领域。5G 与大数据、云计算、人工智能等技术深度融合，将推动各行各业实现数字化、智能化转型。在这些行业中，医疗行业有望成为最先受益的行业。

自新冠肺炎疫情暴发以来，无论医护人员还是患者，甚至普通民众都意识到了智慧医疗的重要性。例如，在疫情暴发初期，各地医院抽调医护人员前往疫情最严重的湖北，导致一些医院不得不关停部分门诊。在此期间，"云看病"成为普通患者问诊的第一选择。某互联网医疗平台统计的数据显示：在疫情期间，医疗类 App 新用户注册量比疫情前增长了 10 倍，问诊量比疫情前增长了 9 倍。

随着5G在医疗行业的深入应用，很多医疗场景将加速完成数字化变革，推动智慧医院建设进入快车道。在此阶段，医疗行业的数字化变革将全方位展开。

过去，医院的数字化转型主要发生在线下。医护人员都是被动响应患者需求，为患者提供诊疗服务；各项工作都需要人工干预；诊疗结果在很大程度上依赖医生经验。完成数字化转型之后，医院将实现线上线下的协同。医护人员可以利用智能可穿戴设备与物联网实时获知患者的身体状况，主动为患者提供诊疗服务。很多操作可以由IT系统进行自动化处理，在很大程度上解放人力。在诊疗过程中，医生可以依据大数据处理结果做出更加准确的判断，制定更科学的治疗方案。

智慧医疗的应用场景主要集中在三个方面，如表1-1所示。

表1-1　智慧医疗的三大应用场景

应用场景	主要应用
远程急救	医生不能跟随救护车出诊，但遇到紧急情况可以通过VR眼镜近距离查看患者的情况，远程监测患者的生命体征，指挥救护车上的医护人员采取急救措施。在确定了患者的身份之后，医生还可以利用大数据获取患者的病史信息，制定更科学的治疗方案。
基层医疗	5G与物联网结合可以为慢病护理、康复锻炼提供新思路。例如患者可以佩戴智能手表、智能手环等可穿戴智能设备，或者利用血压监护仪、智能血压仪等物联网设备实时监测自己的生理指数，通过5G网络将这些数据传输到云端监控中心，方便医生对数据进行智能分析，及时进行健康干预。在康复训练领域，在5G与人工智能技术的支持下，仿生假肢可以实现脑机互动操作，提高患者的康复训练水平。
医院安防	在5G技术的支持下，医闹、伤医等事件有望得到有效控制。借助华为基于5G视频云打造的智能安防人脸识别方案，医院可以建立一个360度的安全防护系统。在这个防护系统中，安保人员可以将手机作为移动摄像机，在监控区域拍摄高清视频，然后通过5G网络将这些视频回传到总控制中心，通过云端完成人脸识别、车牌识别，实现智能巡检。5G与无人车配合也可以让监控现场与后方指挥中心保持密切联系，让指挥中心实时获取现场信息，遇到突发事件快速采取行动。

5G+智慧医疗的未来想象

由于医疗行业涉及的范围极广，影响着人们工作、生活的方方面面，因此智慧医疗建设应该打破医疗行业的局限，上升到整个社会层面。

2022年3月5日，李克强总理在《政府工作报告》中提出："健全疾病预防控制网络，抓好公共卫生队伍建设，提高重大疫情监测预警、流调溯源和应急处置能力。"公共卫生体系建设、疾病预防控制体制改革、传染病直报和预警系统的完善、移动实验室建设等都离不开5G技术的支持。

根据国家发展和改革委员会与工业和信息化部联合印发的《关于组织实施2020年新型基础设施建设工程（宽带网络和5G领域）的通知》，随着5G技术不断发展，医疗行业要"加快5G在疫情预警、院前急救、远程实时会诊、远程手术、无线监护、移动查房等环节的应用推广，建设包括医院内部网络、远程医疗专网、应急救治网络的5G智慧医疗示范网，为应对重大公共卫生突发事件等提供重要支撑"。

面对新冠肺炎疫情的暴发，人们认识到了建设重大公共卫生突发事件应急处理能力的重要性，这一能力的建设必然需要5G技术提供内在支持。例如，借助传输速度快、时延短的5G网络，防疫部门可以极大地提高数据收集分析、资源统筹规划等能力，实现全过程监控与远程协同，对疫情做出快速响应。

以5G为基础的重大公共卫生应急平台凭借5G高速数据传输与分析能力，可以对通过多个数据入口获取的监测数据进行整合，借助大数据、机器学习等技术对潜在感染人群进行筛查，还可以利用5G防疫巡检无人机、5G智能防疫机器人等对疫情进行实时监控，及时采取应对措施。

除此之外，在5G技术的支持下，人们有望探索出一种更高效的智慧城市治理模式，打造基于物联网的5G救灾物资调配平台，快速打破供需两端的信息壁垒，让诊疗过程从医院延伸到社区，进入患者家中，让医生和患者实现远程互动，满足患者足不出户就可以看病的需求。

为了保证信息安全，响应国家医疗安全管理信息化建设对于医疗信息不外流的要求，医疗信息传输必须使用私有网络。华为利用5G切片技术为医院打造的专属信息传输通道，可以切实保证数据传输安全。除此之外，华为利用所掌握的5G、AI、大数据、云计算等技术赋能公共卫生应急平台建设，凭借在ICT（Information and Communications Technology，信息通信技术）领域积累的丰富经验助力智能化、数据化、精准化的应急防控体系建设。

医疗服务的效率与质量关乎每一个人。目前，我国居民对医疗服务的满意度还有很大的提升空间。从5G技术在此次疫情防控过程中的表现来看，5G、人工智能、大数据、云计算等技术在医疗行业的深入应用，将加速医疗行业的数字化、智能化转型进程，让医疗行业的很多问题得到有效解决。

例如，优质的医疗资源分布不均问题。我国优质的医护资源主要集中在大城市的三甲医院，其他医院优质的医护资源相对短缺。据统计，我国每千人口执业（助理）医师数量为2.59人，其中农村地区每千人口的医师数量为1.8人，只有城市的45%。借助5G技术为基础的远程诊疗技术，知名医生与专家就可以远程为偏远地区的患者提供诊疗服务，让科技普惠医疗的设想成为现实。除此之外，在5G技术的支持下，医疗服务还可以打破时空限制，让患者可以实时、跨域、无疆界就诊。

更重要的是，如果可以借助基于5G的物联网设备对人体生理指征进行实时监测，并通过云端进行智能诊断，很多疾病就能做到早发现、早治疗，而不是在病人提出需求后被动响应，真正做到"圣人消未起之患，治未病之疾，医之于无事之前"。

第 2 章　技术架构：5G+ 智慧医疗的实现之路

终端层：持续全面的信息获取

随着互联网以及相关技术不断发展，医疗产业的智慧化程度也在逐步提升。具体来看，我国智慧医疗的发展大致可以划分为三个阶段，如表2-1所示。

表2-1　智慧医疗发展的三个阶段

发展阶段	主要成就
智慧医疗1.0 阶段 （2008 ~ 2014 年）	这一阶段的主要任务是实现医院内的信息化覆盖。尽管信息化利用效率仍比较低，但是信息化提高了医疗机构的管理效率，帮助医院建立了早期的医疗数据信息化管理模式。
智慧医疗2.0 阶段 （2015 ~ 2020 年）	这一阶段的主要任务是实现区域医疗信息化，及跨区远程医疗共享及协作，参与主体主要是政府、医院、通信运营商和提供相关解决方案的企业，他们相互协作，利用通信技术搭建了一个完善的医疗信息化专用网络。这一阶段打通了区域间和医院间的信息共享，医疗机构和大数据公司可以充分收集健康数据，在一定程度上实现了远程医疗协作。

续表

发展阶段	主要成就
智慧医疗3.0 阶段（2021～2030 年）	这一阶段的主要任务是实现个人健康管理和精准医疗服务，主要是利用大数据、人工智能、物联网、云计算等技术，推动治疗模式从"以治疗为主"向"以预防为主"转变，真正实现智慧医疗。本阶段的数据利用率达到较高水平，医生和患者都能获得比较舒适和个性化的治疗和就医体验，也能在最大程度上实现远程医疗协作的各种应用场景。

人工智能、云计算、大数据、物联网等技术的发展，使得数据的处理能力呈现出指数级的增长。这些技术应用到医疗领域后，使得辅助诊断、辅助治疗等成为可能，能够大大提升智慧医疗水平。例如医疗机构可以借助人工智能技术更有针对性地对信息进行处理，还可以基于获得的信息以及相关的疾病数据，辅助医护人员进行疾病诊断，更早、更精准地进行乳腺癌、肺癌等疾病的筛查，为后期治疗提供数据参考。

在为智慧医疗提供助力的诸多新兴技术中，移动通信技术需要特别关注。在患者就医过程中，移动通信技术能够为医疗部门与社会服务、保险等部门的联合提供便利。一方面，对医疗部门而言，移动通信技术的应用能够使医护人员、医院信息系统、医疗设备以及患者等之间共享医疗信息，便于医护人员获得全面、精确的医疗信息，为医疗诊断提供依据，在提高医疗水平的同时提升医疗工作效率；另一方面，对患者而言，移动通信技术的应用能够简化就诊流程，改善就诊体验。

作为一种新型的移动通信网络，5G 技术不仅实现了快速发展，而且逐步渗透到了经济社会的各个领域，其所具有的高速率、低时延和大连接的特点能够为智慧医院建设和智慧医疗的发展提供极大助力。例如以 5G 网络为基础的 MEC（Mobile Edge Computing，移动边缘计算）能够为患者提供 AI 辅助诊疗、移动急救等医疗边缘云服务；5G 网络与大数据分析平台相结合能够为患者提供智慧导诊、智慧病房、智慧手术室、远程门诊等智慧医疗服务，满足每位患者的个性化医疗需求。

从整体架构看，以 5G 技术为主导的"5G+智慧医疗"共包括应用层、平台层、网络层和终端层四部分，如图 2-1 所示。

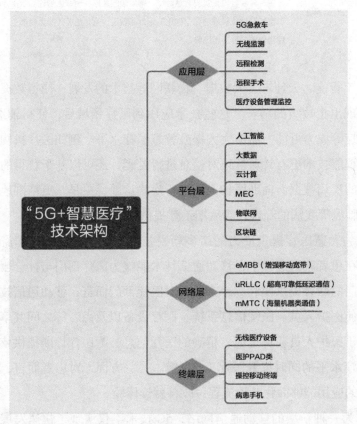

图2-1 "5G+智慧医疗"技术架构

首先，"5G+智慧医疗"的终端层就是医疗信息的发出端和接收端，相关设备包括病患手机、可操控移动终端、医护 PAD 类以及无线医疗设备等。这些设备既可以用于信息采集，也是信息应用所依附的载体。借助工业硬件、医疗器械、智能手机以及医疗机器人等感应设备、可穿戴设备和传感设备，"5G+智慧医疗"平台可以采集并呈现医疗全流程信息。

在医疗领域，医护人员使用的可穿戴设备、视频采集终端、远程会议视频会议终端以及手持终端等均可以通过集成 5G 通用模组的方式，具备接入 5G 网络进行信息传输的能力。借助 5G 技术，医疗系统内的移动医护工作站、检查设备等可以实现一体化集成，能够对患者的身体状况进行连续监测，并将获取的生命体征数据实时传输至医护人员应用的终端，便于医护人员及时掌握患者信息，对患者病情做出准确判断和及时处理。

医疗机器人、大型医疗器械等复杂精密的医疗设备可以通过网口连接医疗 DTU（Data Transfer unit，数据传输单元）或者通过 USB Dongle（USB加密狗）接入 5G 网络。由于大型医疗设备的稳定运转需要较强的网络支撑，因此可以利用 5G 网络切片技术，为传输流量承压的医疗检测和护理设备开设专网。于是，借助 5G 网络，大型医疗设备和视频设备就可以根据需要进行远程监控，辅助医疗人员获得更加全面的患者信息，从而打破医疗领域在时间、空间等方面的限制，解决医疗产业智慧化发展的技术瓶颈。

网络层：实时可靠的信息传输

"5G+ 智慧医疗"的网络层就是医疗信息的传输媒介，主要包括 5G 基站、5G 承载网和 5G 核心网。不同医疗应用场景中的共享网络或独立网络，能够在不同的通信主体之间实现超低时延、高可靠性、高速的医疗信息传输。

与以往的移动通信技术相比，5G 技术具有三大特性，即高速率、低时延和大连接，分别应用于以下三类场景，如表 2-2 所示。

表2-2 5G 技术的三大应用场景

应用场景	具体应用
eMBB（enhanced Mobile Broadband，增强移动宽带）	在5G 技术发展初期，eMBB 就已经成为核心应用场景。凭借超高速率和超大带宽的特性，5G 网络可以应用于热点高容量和连续广域覆盖的场景中。借助5G 网络，用户在热点高容量场景下获得的网络流量密度能够达到10Tbps/km²、小区峰值速率20Gbps、用户体验速率1Gbps，可以顺畅地体验AR/VR、4k/8k 超高清视频以及云游戏。在连续广域覆盖场景中，用户可以获得的网络移动性能够达到500Km/h、体验速率能够达到100Mbps。
uRLLC（Ultra-Reliable and Low-Latency Communications，超高可靠低延迟通信）	5G 网络的空中接口时延低至1ms、在高速移动场景下连接的可靠性能够达到99.999%。因此，5G 网络能够应用于远程医疗、自动驾驶等场景中，带给用户更可靠、安全的体验。
mMTC（massive Machine Type Communications，海量机器类通信）	5G 网络的流量密度能够达到10Mbps/m² 以上，且支持连接数密度106 万/km²，能够以更低的成本和功耗实现万物互联。

实际上，随着 5G 技术不断发展，上述三类应用场景已经在智慧医疗领域实现。例如 eMBB 的智慧医疗应用场景主要表现为实现 5G 覆盖的急救车。在 5G 网络的支持下，病人进入急救车后，生命体征等数据以及现场的高清视频便能够实时传输至医护人员手持终端。医护人员结合得到的信息做出的诊断可以回传给急救车上的医护人员，以便医护人员根据患者病情进行有针对性的处理，使患者获得"上车即入院"的救治体验。

uRLLC 的智慧医疗应用场景具体表现为远程手术、远程监测以及无线监护等对于网络传输时延有较高要求的场景。例如无线监护可以通过终端层持续全面地获取患者的生命体征数据，并在后台完成对不同病人的统一监控和管理，提升医疗效率，解决医疗资源紧张的问题。在远程手术场景中，5G 技术的应用能够实现实时反馈，解决物理距离带来的医疗困境。

mMTC 的智慧医疗应用场景主要体现在医院内部。随着新兴技术不断发展，医院中医疗设备的种类与数量会越来越多。接入 5G 网络后，管理人员可以对这些医疗器械进行统一管理，便于数据分享和交流。

平台层：智能高效的信息处理

"5G+智慧医疗"的平台层主要是指人工智能、大数据、云计算、MEC、物联网、区块链等技术，利用新一代信息技术对医疗信息进行存储、计算和分析，获得有价值的信息，为医疗领域的诊断、治疗提供参考。可以说，在"5G+智慧医疗"的技术架构中，平台层起着承上启下的过渡作用。

基于5G网络所具有的高速率、低时延以及强大的数据分析能力，其在智慧医疗领域的应用有助于提升医疗水平和效率，使更多个体能够享受到及时便捷的医疗服务。例如基于5G的MEC能力使得影像设备赋能、虚拟现实教学、AI辅助治疗、移动急救车以及医疗边缘云服务等应用场景，能够满足患者的个性化需求。

同时，随着移动通信技术不断发展，智慧医疗的业务范围也会进一步拓展。例如：

- 基于各种新兴技术，对不同的疾病进行建模，进而预测疾病的发病率；
- 基于人工智能等技术，对医学造影的病灶进行识别并分类；
- 借助智能手表等可穿戴设备，支持用户进行自我健康管理或慢性病监测；
- 基于人工智能等技术，进行智能导诊、辅助诊断或书写电子病例等；
- 基于传感器技术，构建医疗领域的物联网应用架构；
- 基于5G等移动通信技术，采集各类医疗终端设备的数据；

● 基于区块链等技术，对患者的数据进行加密，确保病患隐私数据的安全可靠传输。

随着 5G 技术与智慧医疗进一步融合，将有不同类型的业务在医疗领域展开探索和实践。届时，医疗领域的预防、诊断、治疗以及护理等全流程的健康管理将变得更加高效，患者将获得个性化、数字化、智能化的诊疗服务。

应用层：提供个性化的智能应用

"5G+ 智慧医疗"的应用层体现了 5G 技术在医疗领域的价值。在医疗领域，5G 技术能够应用于 5G 急救车、无线监测、远程监测、远程手术与医疗设备管理监控等不同的应用场景。

医疗资源分配不平衡、居民看病难等问题一直是我国医疗领域的主要痛点。移动医疗的发展为这些问题的解决提供了新思路。2015 年开始，我国政府部门陆续发布了《关于推进分级诊疗制度建设的指导意见》《国务院办公厅关于推进医疗联合体建设和发展的指导意见》《关于促进 "互联网 +医疗健康" 发展的意见》等与医疗改革密切相关的政策，希望借助不断发展的移动通信技术加强不同层级的医疗机构之间的信息互联，统一居民电子档案的数据标准，推出分级、分层诊疗标准。这些政策的制定也为我国智慧医疗产业的发展带来了难得的机遇。

2016 年 10 月 25 日，中共中央、国务院印发并实施《 "健康中国2030" 规划纲要》，计划到 2030 年实现每千常住人口注册护士数达到 4.7人。虽然这一数字相比我国此前的医疗水平已经有了较大的提升，但仍然低于经济合作与发展组织国家的平均数。随着人口老龄化逐渐加剧，我国医疗领域面临的压力必然越来越大，而 5G 技术与智慧医疗的融合将推动医疗机构的角色由"治疗者"向"健康管理者"转变，医疗效率也将得到极大提升。

实现路径：5G 智慧医疗的关键技术

"5G+ 智慧医疗"的实现路径中涉及许多关键性技术，主要包括以下几种，如图 2-2 所示。

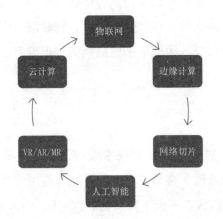

图2-2 "5G+ 智慧医疗"的六大关键技术

◆ 物联网

医疗健康物联网是物联网技术（传感器、近距离通信、互联网、云计算、大数据、人工智能）在医疗健康行业的重要应用，可以将医生、患者和医疗设备、机器、药品、环境、服务连接到一起，利用物联网的信息交互功能对相关数据进行自动采集与管理，并实现数据共享，以患者为中心建立一个全方位的系统，推动医疗健康行业实现全面信息化，让智能化深入医疗健康服务体系。

物联网在医疗健康领域主要应用在家庭、社区、医院等场景，集中于智慧医院和健康管理两大方向。物联网技术在医疗健康领域的应用，让物与物相互串联，人与物相互贯通，规范医务人员的工作流程，增强医疗技术能力的同时降低医疗安全风险。与当前医学模式不同的是，物联网医学不再将疾病作为中心，其创新性运用可以变革医疗传统，将物联网技术嵌入健康医学模式，由疾病治疗发展为疾病预防与健康管理。

在医院场景中，物联网的应用涉及很多方面，例如患者体征数据的获取与采集、重症患者的管理与监护、医疗物资和垃圾的处理、大型医用设备监管和医疗机器人等。在社区场景中，物联网的应用包括慢性病和老年病的监护、妇婴保健、居民电子健康档案、保健卫生知识咨询、健康教育等。

◆边缘计算

边缘计算是一种分布式信息技术架构，能够在靠近物或者数据源头的一侧对数据进行处理。移动计算机的发展与应用促进了边缘计算快速发展，随着计算机组件成本不断下降，物联网（IoT）中的网络设备的数量也越来越多。边缘计算能够根据不同情况采取针对性的措施对数据进行区分处理，例如依据数据对时间的敏感度，决定是将其交由原点的智能设备进行处理，还是发送到中间服务器进行处理，还是对其进行云储存和大数据分析。

在具体的医疗实践中，医护人员十分看重数据的响应速度，这对医疗技术提出了新要求。边缘计算借助传感器可以快速响应医疗需求，更加快捷、方便地助力远程医疗的诊断。与此同时，边缘协作在医疗过程中也发挥着不可替代的作用。例如面对流感的暴发，医院、政府、药房等多个节点需要协调沟通，医院作为一个重要节点，需要与药房、医药公司、政府、保险公司等节点及时共享相关信息（感染人数、流感症状、治疗成本等）。

通过边缘协作，药房可以根据所掌握的信息有针对性地对自己的采购计划和仓库库存进行调整；医药公司通过共享数据合理地安排生产次序，优先生产急需药品；政府发布通告提醒相关地区预防流感，提高警惕；保险公司根据实际情况和流感影响力，调整下一年有关类型的保险售价。

◆网络切片

网络切片是一种按需组网的方式，支持运营商在统一的基础设施上分离出多个虚拟的端到端网络，这些虚拟网络（设备、接入、传输、核心网）是独立的，不会受其他切片的影响。5G网络按照应用场景可以划分为三种类型：移动宽带、海量物联网和任务关键型物联网。这些场景对应的服务需求存在很大差异，为了满足多元化的服务需求，网络切片会担任分割器，将一整个物理网络切分成不同的虚拟网络，每个虚拟网络可以用于满足不同的场景需求。

网络切片技术在通信行业看来是5G的关键技术，也是5G领域创新技术的代表，研发端到端的网络切片技术是世界各国运营商和设备商都十分重视的项目。这项技术与智慧医疗的契合度也极高，借助网络切片技术，医疗数据可以实现高速传输，大大提高远程诊疗的科学性、专业性，保证手术顺利进行。

◆人工智能

人工智能是一个以计算机科学为基础，多学科交叉融合的学科。它不断探寻智能发展的本质，生产出能代替人工、能模仿人类做出相似反应的智能设备和机器，研究的领域和范围一般包括机器人、语言图像识别、自然语言处理和专家系统，相关研究具有高度的专业性和技术性。随着相关理论和技术日趋成熟，人工智能的应用需求和应用范围逐渐扩大，在发展的过程中日益发展为人类智慧的容器，不断带来新的科技产品。在模拟人类思维意识的过程中，人工智能能够无限接近人的智能，像人一样思考。

随着时代的发展，人工智能与医疗行业不断融合，人工智能的应用场景在各项技术的成熟和发展中也得到了丰富，人工智能技术在医疗行业的影响力也大大提升，病历的语音录入、医疗影像辅助诊断、药物研发、医疗机器人、智能分析个人健康大数据等相关技术的应用都促进了医疗行业的发展，提升了整个医疗行业的服务水平。

◆VR/AR/MR

VR（Virtual Reality，虚拟现实）是一种能够创建和体验虚拟世界的计算机仿真系统，可以将虚拟与现实进行融合，利用模拟环境打造三维动态实景仿真系统，带给用户沉浸式的体验。

AR（Augmented Reality，增强现实）是一种补充和叠加，以计算机为基础对现实空间中比较难以感受的信息进行放大特写、多层次展示，实现虚拟世界与现实世界的互动。从 AR 技术产生到现在，其增强现实的用途随着电子产品运算能力的提升不断拓展。

MR（Mixed Reality，混合现实）是计算领域虚拟现实技术的一种发展潮流。该技术通过将现实信息引入虚拟环境，将使用者从屏幕中解放出来，在虚拟世界、现实世界和使用者之间实现了自然且直观的交互，大大增强了用户体验过程中的真实感。

AR/VR/MR 与医疗的融合主要体现在教育培训、临床辅助、视力障碍、心理障碍、康复训练和个性化健身等方面。举一个直观的例子，AR 应用于医生手术模拟以及日常学习培训，可以辅助医生或学习者开展手术，提高手术效率。VR 可以用于弱视治疗以及心理疾病治疗（截肢患者通过 VR 眼镜治疗幻肢痛）。

◆云计算

云计算（Cloud Computing）是一种分布式计算技术，是一种全新的网络应用概念，它利用网络将庞大的计算处理程序进行拆分，利用多部服务器组成的系统对数据进行处理、分析，再将结果反馈给用户。云计算技术的应用使网络服务提供者能够在极短的时间内完成数以万计数据的处理，提高网络服务的效能。

数字化医疗平台的构建可以收集、存储大量数据。云计算的引入能够提升整个医疗系统的信息整合能力，通过对医疗大健康信息、资源、数据进行整合实现信息互通，帮助医院提高效率、降低成本。

第 3 章 "5G+ 智慧医院": 驱动医院数智化转型

5G 时代的智慧医院建设

受网络环境的影响,智慧医院的发展一直处在概念阶段。目前,5G通信技术的出现大幅提升了数据的传输速率,实现了万物互联,推动了智慧社会的形成和进步。随着 5G 技术在医疗领域应用,越来越多的医院开始数字化转型,智慧医院将逐渐变得随处可见。

在人民生活水平稳步提高的现代社会,医疗问题逐渐走入政府和大众的视野。目前,我国公立医院管理系统存在各种问题,医院体系效率低、服务质量差、看病难、治病贵等问题严重影响着民众的生命健康和医疗体验,而复杂的就诊流程、闭塞的医院信息、两极分化的医疗资源和不完善的医院监督机制等更是造成了大医院病患熙熙攘攘、小医院门可罗雀的社会性问题。5G 智慧医院能够促进医疗行业的发展,帮助病患享受到更加安全优质的医疗服务,解决看病难、治病贵等一系列社会问题。在这种情况下,借助 5G 技术建立智慧医院信息平台势在必行。

◆智慧医院的概念与内涵

智慧医院就是在健康档案区域医疗信息平台采用物联网技术，促使患者和医护人员、医疗机构和医疗设备实现联动交流，最终实现信息化的一种医疗手段。目前，各医院针对"智慧医院"中信息化技术和智能技术在医疗服务领域的应用进行了研究。智慧医院的内涵主要表现在以下三个方面，如图3-1所示。

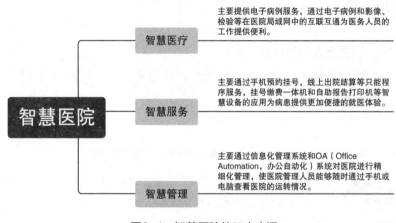

图3-1 智慧医院的三大内涵

◆智慧医院的建设目标

智慧医院建设首先要解决的是医护工作效率低、病患服务体验欠佳、内部管理机制落后的问题，针对这三个问题分别有以下解决方案。

（1）提升医护工作效率

目前医院的信息资源管理方式主要是人工记录信息，然后将纸质的信息归档保存，这种信息管理方式有信息资源匮乏、分散、查找困难、共享困难等缺陷。而智慧医院系统可以统一信息录入格式，实现以下功能，提高工作效率，如表3-1所示。

表3-1　智慧医院系统在信息管理方面的六大功能

功能	主要作用
系统录入患者信息	避免人工笔录出现错漏，提高工作效率。
精准录入医嘱信息	记录方式更简便，管理方式更便捷。
任务自动提醒	随时接收系统提示信息，避免人为遗漏。
药品诊疗项目录入提醒	如药物禁忌等信息。
医嘱执行查询	及时查看医嘱执行情况，确保医嘱正常执行。
条形码或RFID（Radio Frequency Identification，射频识别）扫描	降低工作出错率，让工作流程更加标准。

（2）增强患者服务体验

智慧医院系统不仅能解决传统医院排队挂号、无号可挂的问题，还能提供以下服务，如表3-2所示。

表3-2　智慧医院系统改善患者体验的四大功能

功能	主要作用
手机预约挂号	能够有效缓和患者挂号难、排队难的问题。
检查结果查询	能够即刻获取检查结果，提升效率。
医嘱查询服务	严格按照医嘱使用药物，避免走入就诊误区。
电子病历	将病例信息电子化，为医生和患者提供方便。

（3）优化内部管理机制

常用的医院信息化系统主要有以下几种：HIS（Hospital Information System，医院信息系统）、远程会诊系统和后勤能耗监管系统、LIS（Laboratory Information Management System，实验室信息管理系统）、RIS（Radiology Information System，放射学信息系统）、PACS（Picture Archiving and Communication System，影像归档和通信系统），但这些系统的整合度低，数据一致性比较差。

　　整合度高的智慧医院系统平台既能打破各系统之间的障碍，省略重复环节，也能对就诊量、患者检查情况、医生用药情况、患者出入院情况、医保基金使用情况、财务结余、后勤能耗、运维费用等与业务运作相关数据进行实时监控，不仅可以帮医院节约运营成本，还能提高运营效率和监管效率。

5G 智慧医院的平台应用

　　智慧医院建设的中心是数据，核心是医院物联网，基础网络是通信网、互联网和物联网。智慧医院平台借助各类终端和多种接入方式，对医疗应用进行扩展，建立起面向未来的智慧医院系统。其中，医院物联网是结合互联网和各类信息传感装置（定位系统、RFID 装置、激光扫描器、医学传感器、红外感应器等）在医疗方面打造一个万物互联互通的网络系统，实现医疗信息共享，为远程会诊、移动查房、移动办公、智能救护车等业务的开展提供方便。

　　具体来看，5G 智慧医院主要包括以下几个平台应用，如图 3-2 所示。

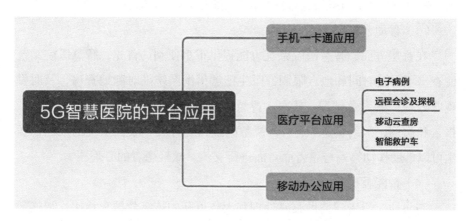

图3-2　5G 智慧医院的三大平台应用

◆手机一卡通应用

智能手机的广泛使用为人们的生活提供了便利，人们通过扫描二维码就可以达到原本使用 IC 卡才能实现的功能。二维码具有的支付、门禁控制、身份认证等功能可以帮助医院职工和住院患者实现"一部手机走天下"，手机二维码能够包办包括饭卡、考勤卡、门禁卡在内的许多证卡的功能，提高了医院的信息化管理水平。

◆医疗平台应用

（1）电子病历

目前，电子病历正在向结构化电子病历升级。利用智慧医院平台，电子病历系统的应用范围持续拓展，支持医生在智能手机、平板电脑等移动通信终端登录。智慧医院平台还能够在系统架构的基础上，为医院提供功能完备、格式标准的电子病历系统，全面采集和利用医疗数据，为各项业务的开展提供便捷。

（2）远程会诊及探视

医生能够借助 5G 网络的远程会诊系统随时随地为患者看诊，患者家属也能够通过 5G 网络的远程探视系统随时随地看望患者。

（3）移动云查房

在查房方面，智慧医院系统也能提供很多便利。首先，智慧医院系统使查房不再受时间和地点限制，医生能够借助系统随时随地查房，及时发现并处理一些紧急情况；其次，智慧医院系统能够减少重复的纸质申请、报告和病例，节约资源；最后，智慧医院系统打破了桌面系统的限制，医生可以借助移动终端与患者面对面进行交流，减轻患者的心理压力。

（4）智能救护车

与只能对患者病情做临时处理和大致诊断的传统救护车相比，智能救护车在系统和设备方面更具优势。智能救护车能够通过智慧医院平台记录车载医疗仪器和设备中的数据,并将数据及时传送至中心平台,在患者到达医院之前就对其进行远程诊断,再通过对救护车的实时定位,确保医护人员在救护车到达医院之前就做好急救准备工作,提高急救工作效率。

◆移动办公应用

以 5G 网络为基础的移动办公打破了设备、地点等对办公的条件制约,将办公系统拓展至智能手机、智能手表等移动终端设备,支持用户在任意时间、任意地点对办公和医疗系统进行访问,并查阅信息、处理邮件和公文,这种便捷的办公方式极大地提升了办公效率。

基于 5G 的医院数智化变革

随着 5G 实现大规模商用,在 5G 网络的支持下,物联网技术将在医疗行业得到广泛应用,这将切实提高医疗设备、机械等物品的智能化管理水平,实现对人的精准化医疗,赋能智慧医院建设。

在智慧医院环境下,医疗、药品、人员、设备等信息的采集、存储、传输、处理都可以实现数字化,医疗流程更简化,医疗过程更透明,医患之间的沟通更便利,医疗服务更加人性化,最终提高诊治效率,改善患者的就医体验,优化医院内部的管理机制。

◆智慧导诊

智慧导诊是指利用语音识别、人脸识别等技术,支持智能导诊机器人与病人沟通互动,为他们指引路线,满足他们的信息咨询需求,从而改革传统的就医流程,提高就诊效率。

目前,院前就诊是智能导诊机器人集中应用的一个环节。智能导诊机器人遵循传统的导诊流程为病人提供前期问诊服务,利用内部安装的摄像头及智能传感技术，对病人的血压、心率、体温等情况进行分析，再对其表情、舌苔等健康状态进行识别，将分析结果体现在预问诊报告中，并根据病情指导患者到相关科室就诊，让医生参考预问诊报告开展后续工作。这种方式能够减轻医生的工作负担，避免患者病急乱投医，促进医生与患者之间的高效互动。

在 4G 网络环境下，导诊机器人的工作效率比较低，很多功能无法实现。未来，随着 5G 网络实现大范围覆盖，借助边缘计算与自然语义分析技术，导诊机器人的理解能力将得到大幅提升，可以为患者提供更智能的导诊服务，切实提高医院的服务水平，让患者享受到更便捷、更高效、更人性化的就诊服务。

◆云护理系统

护理人员的日常工作非常烦琐，他们在工作当中可能会出现一些错误，引发不良后果。而且，护理人员需要做很多重复性工作，浪费时间与精力。在护理人员管理方面，因为管理人员无法对护理人员的工作及时跟进，无法对护理人员的工作质量精准考核，导致护理人员管理存在很多缺陷。云护理系统就是为解决护理人员工作及护理人员管理方面的问题诞生的工具。该系统利用边缘计算、智能识别、数据融合等技术，打造了一个便捷高效的移动工作平台，可以优化护理人员的工作流程，实现对护理人员的闭环管理，不仅可以提高护理质量，还可以提高医院的管理效率，功能非常强大。

云护理系统利用高传输效率、低时延、广连接的 5G 网络，移动护理软件与平板电脑、智能手机等移动终端，对医院管理信息系统进行整合，极大地拓展了 HIS 系统的覆盖范围，打造出一个移动、智能、高效、安全的护理工作云平台，实现对 HIS 数据资源的充分利用，以较低的成本将 HIS 系统延伸到病房，帮助医护人员方便快捷地获取患者的有关信息，从而提高工作质量与工作效率。

借助云护理系统，护理人员可以通过手中的移动终端实时查询患者的基本信息、检查信息、化验信息、医嘱信息、护理情况，采集并录入患者的体征信息，执行医嘱等。此外，借助二维条码标识技术，医院可以在患者的腕带上印制二维码，录入患者的基本信息。护理人员利用移动终端扫描患者的二维码就可以获取其信息，以便在入院、出院、临床治疗、检查、手术、急救等场景下快速、准确地识别患者身份，为移动护理工作提供全方位支持。

◆智慧院区

借助 5G 广连接的特性，医院可以打造医疗物联网，将医疗设备与非医疗类资产连接在一起，提高医院资产管理水平，实现院内急救资源的高效调度，优化医务人员管理与设备状态管理，强化门禁安防系统，为患者提供更加精准的院内导航，最终提高医院的管理效率，带给患者良好的就医体验。

◆AI 在线诊疗

在传统的诊疗模式中，医生需要投入大量时间和精力查看 X 光、CT、超声、MR 等影像检查报告，然后才能做出诊断。基于 AI 技术的人工智能辅助诊疗系统可以帮助医生查看影像资料，得出诊断结果，简化医生的工作流程，切实提高诊疗效率。随着 5G 技术不断发展，AI 辅助诊疗系统的功能将不断丰富，诊疗的准确度以及诊疗效率都将不断提升。具体来看，AI 读片与人工读片的区别，如表 3-3 所示。

表3-3　AI 读片与人工读片的区别

项目	人工读片	AI 读片
客观性	客观性弱	客观性强
记忆能力	容易遗忘知识	无遗忘
建模条件	少量信息即可建模	需要较多信息才可建模
信息利用程度	较低	较高
重复性	较低	较高
定量分析难度	较难	相对容易
知识经验传承难度	较难	容易
效益性	耗时，成本高	快捷，低成本

基于数据共享的 5G 电子病历

在 5G 网络环境下，医疗数据可以打破空间限制，在不同的医院间流通共享，进一步优化患者的就医体验。

在传统的数据管理模式下，患者在医院就诊产生的数据只能保存在该医院。如果问题得不到解决需要前往其他医院诊治，患者必须重新检查病情，不仅浪费时间，增加了看病成本，也在很大程度上浪费了医疗资源。为了解决这些问题，有机构研发出了电子病历。电子病历用电子设备（计算机、健康卡等）记录患者的医疗记录，实现医疗记录数字化。相较于传统的手写病历，这些数字化的信息更方便保存、管理、传输与重现，为患者的就医记录在不同医院间传输提供了极大的方便。

医院使用电子病历之后，可以对患者的历史医疗信息进行共享，患者就医时不需要携带过去的诊断报告，也不需要做重复的检查，有效简化了看病流程。另外，医院可以借助电子病历共享医疗数据与医疗经验，切实提高医疗水平。

语音电子病历能够实现人工智能软件与硬件的结合应用。在软件方面，语音对话系统利用语音识别技术，通过对海量医疗知识的深度学习，能够在人机交互过程中对多种疾病名称、症状表述等进行有效识别，并按照要求在语音与文字形式之间转换。在硬件方面，语音电子病历可以利用医用麦克风屏蔽噪声影响，实现声音信息的精确、高效传达。

语音电子病历能够把医生口述的信息转换为文本形式，保存进专业的信息管理系统中。语音电子病历的应用可以解放医生的双手，加快病历书写速度，让医生在诊断、交互环节集中注意力，提高诊断准确率。

在语音电子病历应用方面，医院可以自主引进相关产品，所以以科大讯飞、中科汇能、云知声为代表的国内企业已开始在该领域布局。由于医院在采购电子病历方面的预算充足，采购活动不会受到太多限制，再加上政策支持，这些企业开发的电子病历产品在市场销售上都取得了不错的成绩。

实践表明，电子病历产品比较适用于超声科检查、病房查房环节，在专科医院更容易推广。举例而言，北京大学口腔医院构建了口腔电子病历诊疗数据 DPSOID 模型：即诊断、方案、步骤、医嘱、收费项和文书模型，模型中的数据全部是口腔医生在给患者治疗过程中希望保留的数据。这些数据的保留，对于口腔医学开展门诊临床路径、医疗质量监控和管理、医疗科室的质量和工作量评估带来了第一手的结构化数据，让数字化管理成为可能。截至 2019 年，该模型已积累疾病治疗方案 1534 个、步骤 6771个，形成了口腔诊疗知识库，主要科室门诊电子病历使用率达到 85% 以上，汇集了疾病诊疗的结构化数据。

相比之下，语音电子病历在门诊的应用仍然存在许多问题。这是因为门诊医生更习惯以信息录入的方式生成电子病历，而且门诊缺乏安静的声音录入环境，有些医生的普通话表达也不够准确，无法准确而有效地完成电子病历的输入工作，或者在进行语音转录之后还要专门修改错字、漏字，医生的工作效率提升效果并不明显。

也就是说，语音电子病历所使用的语音识别技术的抗干扰能力、敏锐能力还有待提升。除此之外，研发企业还应该将语音识别技术应用于更多的信息系统，逐步解决电子病历产品存在的缺陷，进一步扩大其应用范围，提高医生的时间利用效率，让他们将更多精力投入到与患者的互动上。

5G 智能机器人的应用场景

随着 5G 网络在医院实现全覆盖，5G 智能机器人将在各个医疗场景实现广泛应用，与医生、护士、患者等人类主体以及周围的环境相互配合、深度协作，改善医疗服务领域存在的各种问题。从实践来看，医疗行业的许多场景都适合机器人应用，具体包括医护人员使用医疗保健机器人为病人提供服务、医生为残疾人安装智能假肢等。很多国家都在医疗机器人领域进行了布局，主要集中在外科手术机器人、护理机器人、康复机器人、服务机器人几大领域。目前，国内的医疗机器人也在快速发展，并逐步实现了落地应用。

举例来说，天智航公司研发的第三代机器人"天玑"能够应用于多种骨科手术中，以精确的方式完成手术操作，减少手术出血量，加速病人恢复，避免医生过度劳累。此外，科大讯飞研发的"晓医"被应用于国内上百家医院的门诊部，能够满足病人挂号、咨询、路径查询等多方面的需求，可以承担多元化的导诊工作，减轻医疗服务人员的工作负担。

以往只停留在人们想象中的医疗机器人，如今已经切实出现在了人们的日常生活中，吸引了诸多创业者和投资者的目光。未来，随着技术持续发展，人工智能机器人将具备更多功能，对人们的生活产生更加深刻的影响。

例如，在医院物流领域作为医院后勤管理体系的重要组成部分，具有运输需求大、物资种类多、安全要求高、时限约束强、院感防控严、物资管理需要追溯等特点。再加上随着我国人口红利逐渐减少，劳动力成本越来越高，与医院不断增长的运输需求之间产生了鲜明的矛盾。在这种情况下，对于医院来说，降低物流运输成本，提高运输质量与效率将成为一项重要任务。

顺应物流行业利用5G、人工智能、云计算、物联网等先进技术向数字化、智能化方向转型的趋势，医院也要借助5G、人工智能、无人驾驶、智能物联、智能调度等技术，引入具备搬运、管控、分拣等功能的智能物流机器人，实现药品、无菌包、输液包、标本、垃圾、被服等医疗物资的自动调配与流转。

医疗物流机器人是无人驾驶技术在医院的应用，它可以利用机器视觉技术感知周边物理世界，再对地图进行三维重建，最后对重建的地图进行路径规划，从而实现无迹导航。物流机器人是目前医院提升管理效率、开展创新的一个重要方向。

结合5G技术的特点，物流机器人具备多机器人调度、虚拟交通管制、全天候工作、自动装卸、灵活绕障以及可上下电梯等功能，能够承担医院的脏活累活，大幅度提升医院整体运行效率以及医护人员的工作效率。同时，物流机器人还能降低科室库存储备，对医疗物资进行及时、可靠、高频的配送，实现药品物联网永久在线，360度行车记录跟踪，让医疗物资实现闭环管理。具体来看，医院智慧物流机器人具有以下五大优点，如表3-4所示。

表3-4　医院智慧物流机器人的五大优点

优点	具体表现
部署成本低	物流机器人的适应性非常强，其部署应用不需要对医院进行大规模改造，可以帮医院节省一大笔开支。另外，物流机器人在老院区的应用还有利于推进老院区的智慧化改造。

续表

优点	具体表现
物流配送过程可追溯	物流机器人可以借助监控系统与大数据平台，通过自身权限对物流配送过程进行监管，避免商品出现错拿、错送等情况，对物资流转全过程进行闭环管理。
超高运力	医院物流机器人的运力非常强大，单次能够配送百公斤重的物资，可以减少配送次数，节省配送时间。
灵活调度	医院物流机器人可以全天候工作，不需要休息，可以很好地满足夜间物资配送需求。
避免交叉感染	随着新冠肺炎疫情防控进入常态化，医院需要做好长期与病毒斗争的准备，使用物流机器人配送医疗物资可以降低交叉感染的风险，为医护人员的生命健康提供强有力的保障。

随着 5G 时代的来临，智能物流将成为 5G 率先覆盖的商业场景之一。物流机器人借助最高上行可达 100Mbps 的 5G 网络，能够实时向服务器传送周边环境的高清图像，运用深度学习算法进行障碍物识别和跟踪，在医院复杂的环境中顺利行进。

同时，5G 通信可以让云服务器和机器人之间的通信更加及时和稳定，确保医院内多台机器人编队运行更加安全，有效提升医院运行与管理效率。相对于 Wi-Fi 网络，5G 通信的安全性也将大幅提升，可以有效阻止黑客入侵，这对于对安全性要求极高的医院来说价值巨大。

第 4 章 "5G+ 远程医疗": 开启未来医疗新常态

远程会诊: 突破医患的"时空距离"

在 5G 场景下, 医疗将变得更加智慧化。我们可以想象如下场景: 一名偏远地区佩戴智能医疗终端的工厂工人, 突发急性心肌梗死被智能医疗终端及时发现, 并向最近的县人民医院报警。医院收到报警后第一时间派出 5G 智慧救护车。患者被送上救护车后, 医生及专家可以在任何地方远程对患者的各项身体指标进行检查, 指挥救护车上的工作人员开展必要的抢救工作。到达县医院后, 患者将被送到智慧诊室。专家可以在线会诊, 并根据会诊结果通过 VR/AR 技术对患者实施远程手术。术后, 医生可以通过院内的移动医护系统对患者进行实时查房和护理, 待患者康复出院后, 医生仍然可以通过智慧医疗终端对患者的健康状况进行监控, 持续了解患者的身体恢复状况。

这里提到一个关键技术——远程医疗。远程医疗是指利用计算机、遥感、遥测、遥控等技术, 充分发挥大型医疗机构或专业医疗中心的医疗资源优势，为医疗卫生条件较差的地区及特殊环境中的患者提供远距离诊断、治疗和咨询服务，为医疗资源分配不均衡、疑难杂症的协同治疗等问题提供了新的解决思路。

远程医疗的落地需要利用远程感知设备，将海量医疗数据、分析报告实时提供给医生，指导医生进行疾病诊断和治疗。在发展初期，远程医疗技术以电视监护、电话远程诊断为主。目前远程医疗已经能够利用移动互联网进行快速精准的图文、音频、视频内容传播，支持不同地区的参与方进行实时的语音及视频交互，为远程医疗功能的进一步完善奠定了良好的基础。

在 5G 技术的支持下，远程医疗的应用场景将得到进一步拓展，如远程会诊、远程超声、远程手术、应急救援、远程示教、远程监护、远程查房、未来诊室等。

下面我们对 5G 技术在远程会诊中的应用进行具体分析。

远程会诊指的是借助通信技术、计算机、互联网等技术对患者进行病例分析与病情诊断，最终确定治疗方案的过程。远程医疗这个概念诞生于 1988 年，起初是利用计算机与通信技术为特定群体提供医疗服务。我国的远程医疗起步较晚，在 20 世纪 80 年代才开始探索应用。在我国，远程医疗的应用可以在一定程度上解决各地区医疗资源分布不均的问题，让偏远农村与山区的患者也可以享受到优质的医疗服务。

在 4G 网络环境下，在远程会诊过程中，医生与患者沟通时的视频清晰度只能达到 1080P，而且视频存在延迟、卡顿等问题，导致远程会诊效果不佳。进入 5G 网络时代之后，医患沟通时的视频清晰度能够达到 4K/8K，医学影像数据能够同步传输，专家可以在线会诊，极大地提高了病情诊断的准确率与权威性，对优质医疗资源的下沉产生了积极的推动作用。

2019年7月4日，四川大学华西医院与马边彝族自治县人民医院合作完成了国内第一例"5G+AI"远程消化内镜诊断会诊，会诊对象是两位患者，一位患者年龄44岁，女性，右上腹疼痛，发作时间10天，病症持续时间3年；一位患者年龄72岁，男性，咳嗽、咯痰3年，病情发作加重10天，并伴随着便血。在此次远程会诊过程中，马边县人民医院安排医生对两位患者进行内镜检查，通过5G网络将内镜视频传输至华西医院的消化内镜图像人工智能辅助诊断设备上，设备对发现的可能性病变做出实时提醒，并将相关影像清晰地呈现在现场的屏幕上，方便华西医院的专家做出诊断，这是远程会诊的一次成功应用。

远程超声：5G远程超声机械臂

远程超声是在通信、传感器和机器人等技术的基础上，借助远程超声探头和超声机械臂，跨越空间为患者进行超声检查的新型医疗技术。超声医疗专家可以在高清音视频交互系统中与医院的医生和患者实时交流，并通过移动操控杆远程控制超声机械臂为患者提供超声检查服务。

中国超声医学研究所的数据显示，我国实际注册的超声医生仅有12万多人，超声医生缺口在15万人以上。下级医院和偏远山区的医院大都缺少优秀的超声医生。因此，我国急需建立高清无延时的远程超声系统，充分运用超声专家优秀的医疗诊断能力，为不同地区的医院提供业务指导和质量管控，确保下级医院和偏远地区的医院超声检查的规范性，保证超声检查质量。

5G技术能够凭借其低延时的优势辅助上级医院的超声医生操纵机械臂进行实时远程超声检查。对于传统的专线或4G网络来说，基层医院建设专线网络存在难度大、成本高、安全性低、远程操控时延高等问题，4G

网络又无法满足远程超声检查的需求。而 5G 网络的应用可以使这些问题迎刃而解，不仅能够提升基层医疗的服务质量，还能对平衡国内的医疗资源分布做出极大的贡献。

目前，有些医院已经产生了以 5G 为基础的 FUS（Focused Ultrasound Surgery，聚焦超声外科）远程超声手术。FUS 远程超声手术借助 5G 网络带宽大、时延低的优势，通过虚拟化技术分离 HIFU（High Intensity Focused Ultrasound，高强度聚焦超声）设备的软硬件，为医生和患者打造出独立的空间，开展聚焦超声远程手术。

远程手术：高精度远程手术操控

远程手术是医生借助医用机器人对患者实施远程手术，是远程医疗系统中最重要也是最难实现的一个环节。远程手术对网络传输速率提出了极高的要求，因为手术是有创操作[①]，如果在手术过程中出现错漏或延迟，轻则影响健康，重则危及生命。远程手术能否获得成功，既要看手术机器人的主系统和从系统是否具有一致性和实时性，也要看技术方面能否提供稳定的信号传输。

现在的卫星传输和 4G 商用网络有带宽窄、延时高、数据包丢失率高的问题，这些问题在很大程度上限制了远程手术的发展。随着 5G 技术不断进步，在低时延、高速率、高可靠性的 5G 网络支持下，高精度远程操控类业务将得以实现。5G 技术不仅可以为基层医疗机构提供援助，也在事故现场等急救场景的远程医疗救助中发挥着重要作用。

5G 网络能够确保医生在稳定、可靠、安全的环境下进行远程手术，4K 高清音视频交互系统和 AR/VR 技术交互系统能够帮助医疗专家实时把

---

① 有创操作是指以非药物诊治为主的各种有创的诊断、检查、治疗和手术等医疗措施，包括各小种手术、各种组织器官的穿刺及活检、各种内窥镜的诊治等。

控手术进程，了解病情。除此之外，5G 技术还能结合 VR/AR 技术为远程手术服务。

应急救援：5G 智能急救信息系统

急救医学是一门涉及多专业的综合性学科，负责研究和处理各类急性创伤和急性病变，并迅速在人类遭遇威胁生命安全的疾病和意外灾伤时进行紧急救护。急救医学主要负责伤病急救，例如心、脑、肺的复苏，循环功能障碍导致的休克，多器官功能衰竭，急性创伤，急性中毒等。除此之外，急救医学还要研习并设计现场抢救、通信和运输等多种问题，其中进行院前医疗急救的"急救中心"就是急救医学中不可或缺的一部分。

我国急救医学起步较晚，存在城乡发展不均衡、急救科医务人员结构不合理、缺乏医疗设备等许多问题。在现场缺少专科医生或全科医生的情况下，无线网络就能发挥重大作用，把患者的生命体征和病情信息实时传送给远端的专家，由专家对现场的医护人员进行远程指导，及时对病患进行科学施救。远程监护也可以帮助医生实时了解患者病情，在患者入院前准备好急救方案和医疗资源，实现院前急救和院内救治的无缝衔接。

5G 网络能够支持医疗专家采集、处理、存储和共享医疗设备监测信息、救护车实时定位、车内外视频画面等院前急救信息，为远程诊疗和远程指导提供便利，为病患提供更优质的服务。大数据技术能够最大限度地开发出医疗数据的价值，并将这些数据应用到医疗系统的急救管理和决策当中。5G 边缘医疗云也为院前急救和智慧医疗提供了技术基支持，它能够在确保安全的前提下传输医疗数据、共享医疗资源、联通医疗系统。

具体来看，一个完整的 5G 智能急救信息系统主要由四部分构成，分别是急救辅助系统、智慧急救云平台、车载急救管理系统和远程急救会诊指导系统，如图 4-1 所示。

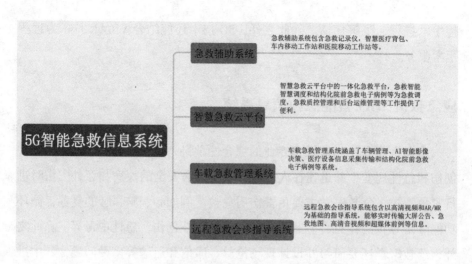

图4-1　5G 智能急救信息系统的四大部分

远程监护：5G 智能远程监护系统

远程监护是使用网络通信技术把病患的生命体征数据和危急报警信息实时传输给监护中心的医护人员，便于医护人员及时做出诊断的技术手段，是目前远程医疗的热门研究方向。但由于相关技术还不够成熟，远程监护迟迟没有得到很好的发展，但已得到了国家的大力支持和企业的广泛关注。

　　远程监护系统大多由监护中心、远端监护设备和通信网络构成，如图4-2所示。

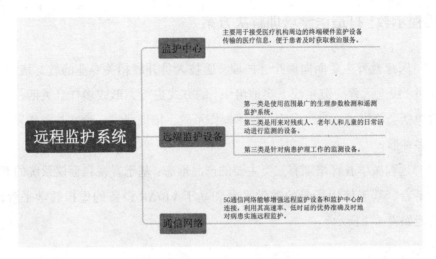

图4-2　远程监护系统的三大构成

　　（1）监护中心：主要用于接受医疗机构周边的终端硬件监护设备传输的医疗信息，便于患者及时获取救治服务。监护中心通常存在于急救中心、社区医院和中心医院等医疗机构中。

　　（2）远端监护设备：监护对象不同，监护目的不同，使用的远端监护设备也不同。根据用途，远程监护设备大致可以分为三类：第一类是使用范围最广的生理参数检测和遥测监护系统，可以检测心率、血压、体温、血糖、呼吸、心电图、脑电图、血氧饱和度等生理信息，为医疗人员及时掌握病患病情并进行医疗指导提供支持；第二类是用来对残疾人、老年人和儿童的日常活动进行监测的设备，主要用来监测监护对象对日常生活设施的使用情况；第三类是针对病患护理工作的监测设备，例如瘫痪病人的尿检设备等，能够在很大程度上缓解医护人员的工作强度。

（3）通信网络：5G 通信网络能够增强远程监护设备和监护中心的连接，利用其高速率、低时延的优势准确及时地对病患实施远程监护。

远程示教：打造医学培训解决方案

医疗教育主要面向医疗、护理、医技人员开展相关专业的教育培训，通过"线上远程交流 + 线下实地组织"的方式进行，形式多样且灵活，一般包括会议讲座、病例讨论、技术操作示教、培训研讨、论文与成果发表等多种形式。

远程医学教育培训有三类主要的产品形态：基于音视频会议系统的教学平台、基于使用场景的教学平台和基于 VR/AR 设备的虚拟教学平台，功能如表 4-1 所示。

表4-1　远程医学教育培训的三类产品形态

产品	功能
基于音视频会议系统的教学平台	在教学培训中，医护人员可以借助该平台，通过音视频会议系统和PPT 对具体病例进行讨论，对具有代表性的病案集中分享。
基于使用场景的教学平台	该平台需要在音视频设备的基础之上，结合具体场景（心脏导管室手术、神经外科手术和B 超的示范教学）对接相应的医学设备进行教学。
虚拟教学平台	该平台基于VR/AR 教学设备，在教学培训中引进3D 数字化模型，能带给学习者更强的代入感和沉浸感，在增加交互内容的同时降低使用成本。

5G 手术示教以提高外科相关科室医护人员的工作经验和实际操作水平为目的，以直播、录播的形式对医院手术相关病例进行讲解，对医护人员开展教学培训。5G 手术示教以手术图像采集、手术转播、手术指导等移动端应用为系统核心功能，适用性广，能够将手术室内多个场景清晰地展现出来，无论是示教室实时观摩手术、主任办公室观看指导手术，还是院

外医联体医院观看手术、学术会议转播手术、移动端远程指导手术，都能进行示范教学。

远程查房：基于 5G+AR 的查房系统

远程查房依托互联网技术在传统视频通讯的基础上引入图像识别技术与跟踪定位技术，大大提高了远程查房指导与远程教学的效率。借助远程查房系统，医护人员可以将现场的实际情况通过 AR 设备实时传送，让专家和领导直接把握病房的实际动态，及时快捷地通过远程协助平台反馈指导意见，对现场医护人员或学习人员进行指导。

远程协助平台能够借助 5G 多连接、低延时、大宽带的特点实现多线程并发执行，能够不受地域限制，让天南海北的专家、领导参与教学指导，或实时考察、录取查房现场的动态，从而提高专家资源利用率以及教学效率。

远程查房技术在相关技术的支持下，使远端专家足不出户便可精确掌握查房现场的实况，并通过 AR 技术、网络和软件平台进行远程指导、对现场医生进行教学。远程查房技术还可以利用系统配备的视频光学透视增强现实系统，支持专家远程操控，随时调出患者的虚拟信息进行实地分析，这些虚拟信息一般包括病历、CT 片、MRI 片、患者相关的 3D 模型等。

远程查房过程中的信息共享能够让远端的专家快速获取患者信息和患者状态，可以在提高远程诊断效率的同时提高远程诊断的准确性。即使专家不能实地指导教学，也能通过后端手持设备完成以往需要实地完成的工作，不仅可以节约医疗专家的交通时间，还可以为患者提供更多高质量的、专业的服务。

当然，在实际操作过程中，存在一些比较复杂的特殊情况可能无法通过简单的语音对话解决。针对这种情况，专家在远端操作时可以在调阅病人虚拟信息时同系统进行双方信息共享，协助复杂问题的解决。

远程病理：全视野数字切片与病理诊断

病理诊断是临床上比较常用的诊断方式，能够用自然科学的方法揭示病因，是疾病诊断的"金标准"和关键依据。我国的病理学起步较晚，临床发展速度和水平与发达国家存在一定的差距。2009 年卫生部办公厅印发的《病理科建设与管理指南（试行）》规定，每 100 张病床需配备 1~2 名病理医生。而根据普华有策咨询发布的《2022–2028 年病理诊断行业细分市场分析及投资前景专项报告》显示：截至 2018 年，中国医疗卫生机构床位数为 840.4 万张，按平均 100 张配备 1 名病理医生计算，我国病理医生需求量为 8.4 万人。但 2018 年我国病理科医生（包括执业医师和助理执业医师）人数仅为 1.8 万人，存在 6.6 万人缺口。

近年来，病理学的数字化为病理学的运用提供了新的可能，数字病理技术的发展在全视野数字切片（Whole Slide Imaging，WSI）的基础上极大地促进了远程病理会诊的开展，一定程度上解决了病理医生分布严重不均的问题，弥补了基层病理科条件上的缺陷，帮病理学发展摆脱困境。

但由于数字病理切片包括的数据量极大，将一张 15mn × 15mm 病理标本切片放大 40 倍进行扫描观察，其产生的数据在压缩后也高达 2 ~ 3GB。面对这种情况，如果依旧采用传统的有线宽带或者 4G 网络进行数据传输，会极大程度上拖慢整体进度，制约远程病理会诊的发展。

快速冰冻切片是手术过程中进行病理诊断的一种重要手段，要求病理医生在收到相关标本后，在 30 分钟内做好冰冻诊断报告，以便术中医师制定下一步的手术方案。病理医生的诊断报告直接决定了手术台上的医生如何进一步处理患者，因此冰冻病理诊断对病理医生的诊断能力要求较高，要求病理医生必须在短时间内做出可靠、准确的诊断，而且对医院的样本取材、制片质量与诊断能力也有较高要求。当前，很多基层医院的病理医生能力不达标，这一问题可以随着远程术中快速冰冻诊断的应用得以解决。

但远程手术中的快速诊断十分依赖高清的音视频系统，需要病理专家远程实时指导基层医生取材、制片、浏览数字切片，与基层医生进行实时交流与互动，这些都离不开高清音视频系统和高速率、高可靠性通信网络的支持。相较于传统的4G网络，5G网络较好地解决了视频卡顿和延时的问题，能够加快数字切片的上传速度，支持远程病理专家与现场的病理医生或技师实时交流互动，在指导医生进行现场检查与取材的同时，可以实现数字切片的实时共享与快速上传，大大提高了远程病理手术的效率与完成质量。

随着病理人工智能的快速发展，病理医生可以利用深度学习算法实现数字切片病变区域的自动检测，得到一个定性或者定量的评估结果，根据这个结果提高病理诊断速度与准确性。5G技术在远程医疗中的应用能够为医生提供实时的智能诊断反馈，将数字切片实时上传，实现准确实时的AI辅助诊断，这将极大促进远程病理机器人的发展与应用，提升医生使用过程中的体验感。

未来诊室："四位一体"的科技赋能

基层的医疗群众在基层医疗机构无法获得同等质量、效率的健康服务，对分级诊疗、筛查和健康管理工作的展开产生了一定的阻碍。因此，建立基层医疗机构与三甲医院的统一技术平台势在必行。

"未来诊室"平台将5G技术与"便携设备、人工智能辅诊技术、医疗大数据和健康管理系统"相结合，建设具有全方位、多层次的分级诊疗服务的基层医疗机构和医疗联合体。借助场景多类型的医疗级智能便携设备、智能医疗辅助诊疗决策支持系统、业内一流的多病种多模态智能影像筛查产品及一站式健康管理系统，切实提升基层医疗机构的运营能力和基层医生的健康管理服务能力。

目前，复星"未来诊室"在持续推进智能医疗的落地，已在福建、重庆、云南等地的 34 个联合统筹单位先后实施"未来诊室"，通过智能科技精确赋能，助力健康扶贫的推进。例如专业医生资源匮乏、交通不便的甘肃省东乡族自治县，乡中的几个村寨只能通过步行进入，基本医疗服务严重缺乏，"未来诊室"的出现于这些村镇而言如同雪中送炭。

"未来诊室"将全面落实"四位一体"科技，软硬结合地为贫困地区的健康管理服务赋能，为村医配备"智能心电、掌上超声"等便携设备与智能问诊助手，让基层贫困群众在家门口就能获得高质量、高效率的健康管理和疾病监控。"未来诊室"可由 AI 实时提供 2000 余种常见病的规范诊疗方案，通过移动网络将个人体征数据上传入库，协助居民进行健康管理。

为了切实保证"大病救治、重病保障"，未来诊室将"智能工具＋云平台"引入基层医疗机构，能够通过智能筛查补齐基层医疗机构的短板，对肺癌、肺结核、宫颈癌、冠心病、髋关节炎等大病进行预防性诊断与治疗。基层医生在处理患者的异常情况时，也可以借助 5G 网络连线专家教授获得精确指导和诊断结果，还可以利用"云影像"和"云转诊"上传患者的健康数据形成具体档案。治疗结束后，档案随患者返回基层，后续由村医为患者提供个性化的健康管理。

"未来诊室"对"四位一体"科技系统的落实，将打通健康档案、体检、筛查、转诊到慢病管理的全流程，促使村医能力得到全方位、多层次的提高，推动公卫服务常态化、长效化发展。

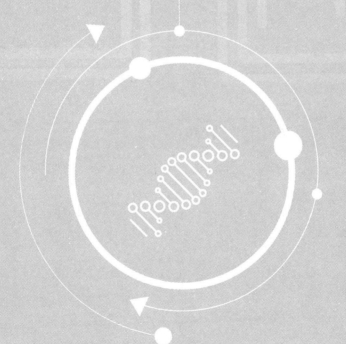

第二部分
AI 智慧医疗

第 5 章　AI 医疗：人工智能时代的医疗健康

演变路径：AI 的五个发展阶段

近年来，随着人工智能的快速发展，该行业的职位需求明显上升，但相关人才存在严重缺口，专业人才资源供不应求。在这种情况下，许多颇具实力的科技企业就人才资源展开了激烈竞争。为了招揽人工智能方向的专业人才，腾讯、百度等国内企业纷纷在美国硅谷开办研究院，参与到国际人才市场的竞争中。在招揽人才的同时，世界各国的互联网科技企业也在积极开发人工智能技术与相关产品，其中不乏取得显著成就者，这些企业在人工智能领域的布局推动了整个行业的发展。

其实，人工智能的概念早在 1956 年就被提出了，自此该领域的研究者提出了一系列相关理论，不断拓宽人工智能的内涵。从 1956 年到现在，人工智能的演变路径大致可以分为以下五个阶段，如图 5-1 所示。

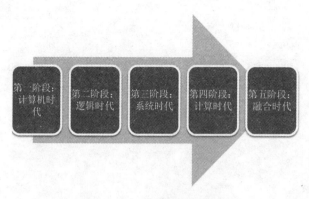

图5-1　人工智能的演变路径

◆第一阶段：计算机时代

20世纪40年代诞生的电子计算机，颠覆了传统的信息保存和分析模式。20世纪40年代末，计算机的输入程序得以优化，与此同时，计算机科学也在计算机理论的基础上诞生了，它的发展又为人工智能打下了基础。采用电子方式处理数据的计算机为人工智能的发展提供了强大支撑。

◆第二阶段：逻辑时代

计算机从技术层面促进了人工智能的发展，20世纪50年代之后，研究者开始将人类智能与机器智能结合。卡内基梅隆大学的两位教授——赫伯特·西蒙（Herbert Alexander Simon）和艾伦·纽厄尔（Allen Newell）在1955年开发出了世界首个人工智能程序 Logic Theorist（逻辑专家）。

Logic Theorist 用树形模型进行问题分析，能够找到最合适的方法解决问题。无论是在公众认知还是在人工智能研究方面，该程序都发挥了重要作用，其应用被视为 AI 发展过程中一个重要的标志性事件。被誉为"人工智能之父"的约翰·麦卡锡（John McCarthy）在1956年创建 Dartmouth 学会，将大量人工智能创立者集中到了一起，有效促进了该领域的发展。

◆第三阶段：系统时代

人工智能研究的发展进入加速期。卡内基梅隆大学与麻省理工学院联手建立了人工智能研究中心，但在发展过程中遇到了以下几个方面的问题：一方面，当前的问题解决系统无法满足发展需求；另一方面，系统缺乏自主学习能力。之后，约翰·麦卡锡于 1958 年开发出 LISP 语言，麻省理工学院于 1963 年得到美国政府提供的 220 万美元的资金支持，并将这些资金投入到了机器辅助识别领域的发展中。

◆第四阶段：计算时代

人工智能先驱马文·明斯基（Marvin Minsky）带领的研究团队，认识到计算程序能够用于一定范围内的空间与逻辑分析。20 世纪 60 年代诞生的 STUDENT 程序能够进行代数计算。70 年代出现的专家系统依托存储量较大的计算机，能够对数据中潜藏的规律进行总结，依据特定的条件分析某种解的可能性。另外，"机器视觉之父"大卫·马尔（David C. Marr）的理论研究、Prologue 语言也在这一时期取得了瞩目的成果。在这个阶段，人工智能的发展速度进一步提升，拉开了人工智能计算时代的帷幕。

◆第五阶段：融合时代

过去，人工智能的研究仅仅局限在实验室里。在计算机技术的支持下，很多领域开始尝试研究与应用人工智能技术。例如，在教育、医疗、交通等领域，人工智能技术的应用降低了交通、教育、医疗规则的复杂性，同时这些领域爆发出来的市场需求也促进了人工智能的持续发展与进步。如今，人工智能对人们的生活的影响已经体现在了方方面面，未来还将在更多领域得以应用。

AI 开启医疗健康新时代

医疗行业在发展过程中一直面临着专业人才培养周期长、医生资源供不应求且配置不合理、医疗成本居高不下、误诊漏诊现象时有发生等问题。近年来，随着深度学习技术的快速发展，人工智能逐步从技术研究阶段进入到实际应用阶段。人工智能在医疗健康领域的应用范围不断扩大，在医疗行业发展过程中发挥着越来越重要的作用，成为医疗服务的重要条件。

人工智能的应用能够对医疗行业产生颠覆性影响，具体包括改革传统的生产方式、提高生产力、奠定技术基础、拓展上层应用等。在人工智能的支持下，医疗行业除了能够降低误诊漏诊的概率，推动自诊模式发展，缓解医生资源紧张的状况，还能进行疾病防控，帮助医生及时了解病变情况，缩短药物研发时间，强化成本控制。人工智能对医疗行业的改革主要表现在以下五个方面，如图 5-2 所示。

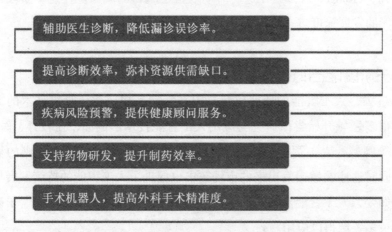

辅助医生诊断，降低漏诊误诊率。

提高诊断效率，弥补资源供需缺口。

疾病风险预警，提供健康顾问服务。

支持药物研发，提升制药效率。

手术机器人，提高外科手术精准度。

图5-2　人工智能对医疗行业的五大变革

◆辅助医生诊断，降低漏诊误诊率

医学影像提供了大部分的医疗数据，但在具体诊断环节，还是主要依靠人工分析的方式进行图像识别。这种传统的诊断方式以主观经验为依据，误判率很高。

例如有心肌绞痛的患者，病发初期的症状表现不太明显，有些患者除了存在胸口痛的情况，还伴随着血压不正常、精神紧张等问题。在这种情况下，不少门诊医生无法给出准确的诊断结果。另外，对于医生来说，依靠自身经验对癌细胞进行识别也是一大考验，在这个环节也容易出现误诊。人工智能技术的应用可以显著降低误诊率，图像识别技术与人工智能辅助诊断产品在病灶发现过程中发挥着重要作用，可以显著提高医生诊断的准确率，减少误诊情况的发生。

◆提高诊断效率，弥补资源供需缺口

数据统计结果显示，国内医生资源配置的平均水平为每千人2.59个医生，医生资源供不应求。病理科、影像科的医生资源紧张问题表现得十分突出。动脉网蛋壳研究院的数据表明，国内医学影像数据的年增长率接近30%，但放射科医生的年增长率只有4.1%，明显落后于影像数据的增加速度。

在影像数据快速增长的情况下，放射科医生不得不承担体量庞大的数据处理工作。与此同时，国内的病理医生资源严重短缺，缺口高达10万。而病理医生需要进行长期培养，也就是说，我国将在很长一段时间内面临病理医生短缺的问题。

人工智能技术的应用可以缓解国内医生资源紧张的情况。例如，对于部分疾病，医院可以利用人工智能技术进行自动化筛查，通过这种方式降低医疗成本，缩短医生进行疾病筛查的时间，加速医疗机构的整体运转。

◆疾病风险预警，提供健康顾问服务

人类能够预防大多数疾病，但很多时候，疾病在初发阶段只表现出轻微的症状，严重到一定程度才能够被患者察觉。虽然医生可以利用工具预测很多病种，但疾病种类、人体结构等因素都容易导致医生的预测出现偏差。

智能可穿戴设备与人工智能技术搭配使用，可以用于疾病风险预测与干预。在风险预测方面，智能可穿戴设备与人工智能技术可用于预知人体健康情况的变化，预防流行病的发生；在实际干预方面，医护人员可以借助智能可穿戴设备与人工智能技术根据用户的实际情况开展具有针对性的健康管理，满足用户的咨询需求。

◆支持药物研发，提升制药效率

传统模式下的药物研发需要消耗大量资金与时间，测试过程慢，研发周期长。人工智能技术的应用能够让研发者用智能化的方式进行药物筛选，对目前使用的高通量筛选方式进行优化，加速药物研发进程，降低药物研发的失败率。

药物研发人员利用自然语言处理技术、深度学习技术，对基因组数据、医学论文、文献中的信息进行深度处理，锁定候选药物，寻找治疗某种疾病的药物构成成分，能够加快药物研发进程，降低研发成本。

◆手术机器人，提升外科手术精准度

基于计算机技术，以平台化方式将人与机器结合起来的智能手术机器人，能够发挥空间导航控制系统的作用，实现医生、机器人、医学影像识别系统之间的有效连接。与传统手术方式不同的是，借助手术机器人，外科医生可以通过远程操作的方式实施手术，推动微创外科手术的发展。

从全球范围来看，在微创外科手术领域最具代表性的当属达·芬奇机

器人。这款手术机器人具备多种先进的技术功能，拓宽了微创技术在外科手术领域的应用范围。传统手术在实施过程中出血较多，患者被感染的概率较高。相比之下，医生控制机器人实施手术可以有效控制出血量，而且能够将手术误差控制在1毫米之内。在某些类型的手术中，切口精确性直接关系到手术结果，手术机器人可以很好地满足这类手术对切口的高要求。

AI在医疗领域的关键技术

目前，我国已经成为AI医疗的重要参与者。一方面，我国人口众多，医疗资源供不应求，这为AI医疗的发展提供了动力；另一方面，人工智能技术不断发展，取得了丰硕的成果，已经可以在各个领域落地应用，也推动了AI医疗的发展。当然还有国家政策的支持，近年来，为了促进AI医疗的发展，国家相关部门颁布并实施了许多政策文件。

在各方的积极作用下，AI医疗的市场化发展也取得了重大进步。未来，人工智能在医疗产业的应用场景主要表现在以下三个方面，如图5-3所示。

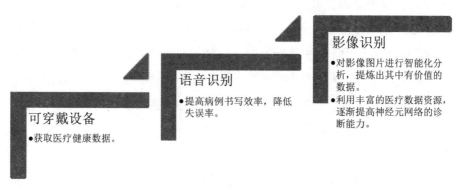

可穿戴设备
●获取医疗健康数据。

语音识别
●提高病例书写效率，降低失误率。

影像识别
●对影像图片进行智能化分析，提炼出其中有价值的数据。
●利用丰富的医疗数据资源，逐渐提高神经元网络的诊断能力。

图5-3 人工智能在医疗产业的三大应用场景

◆可穿戴设备

可穿戴设备是医疗健康数据的重要来源，也是人工智能产品的先锋代表。但因为医疗数据标准不统一、真假混杂，导致可穿戴设备的价值无法得以充分体现。近年来，人工智能技术不断发展，加上医疗数据的获取与应用越来越成熟，在物联网普遍应用的推动下，可穿戴设备也将取得进一步发展，在医疗健康领域得到更加广泛的实际应用。

◆语音识别

语音识别技术可以帮助医生提高病历书写效率，降低失误率，采集更多的数据信息。由于病历书写工作比较烦琐，不少医生在这个环节只是简单地进行信息复制，很容易出现失误，导致误诊，严重时还会造成医疗事故，难以确保患者就诊安全。语音识别搭配电子病历可以让医生用语音录入的方式记录病情信息，减轻医生的工作负担，提高医疗信息的准确度，为患者提供更好的诊疗服务。

◆影像识别

采用人工智能手段进行医学影像诊断的方式被称为智能医学影像。人工智能在该领域的价值集中体现为以下两点：在感知环节进行图像识别，对影像图片进行智能化分析，提炼出有价值的数据；在学习和分析环节进行深度学习，利用丰富的医疗数据，逐渐提高神经元网络的诊断能力。例如，医院可以利用人工智能技术进行肺结节识别。在这方面，包括多发小结节、血管旁小结节、微小结节等在内的医生识别难度大的肺结节，都可以通过人工智能实现高效、准确的识别。

综上所述，AI 医疗蕴藏着巨大的发展潜力，存在很大的开发空间。相较于西方发达国家，我国 AI 医疗起步较晚。面对新一轮人工智能革命，我国医疗行业应该抓住 AI 医疗发展的红利期，不断缩小与发达国家之间的距离。

基于 AI 的基层医疗与医院诊疗

根据北京火石创造数据技术有限公司发布的调查报告，人工智能在治疗前阶段的应用主要体现在虚拟问诊、医学影像识别、辅助诊断等方面。其中，人工智能在医学影像识别上的误差低于 2%，比其他领域的发展更为成熟，吸引了很多投资者的目光。

人工智能在治疗阶段的应用主要体现在药物研发和智能医疗机器人两个方面。目前，很多企业已经在人工智能辅助药物研发领域展开了布局。由于药物研发的难度大、成本高、研发周期长，其对人工智能的相关应用有很大需求，直接扩大了该领域的市场规模。智能医疗机器人的典型代表是达·芬奇机器人，该领域也吸引了一批国内公司的加入。很多投资者认为，智能医疗机器人拥有巨大的开发潜力，并为它的后续发展提供了大量资金支持。人工智能在治疗后与康复阶段的应用集中体现在智能可穿戴设备、数据管理、健康管理方面，可在多元化的场景中落地应用。该领域已推出了许多消费级产品，其市场规模还会持续扩大。

从根本上来说，人工智能是从供给端生产力层面对医疗行业进行的改革。中国数字医疗网的数据调查显示，超过 76% 的人认为人工智能技术将被广泛应用于医疗行业，作为人类的助手发挥重要作用，这说明人们对 AI 医疗的认可度还是比较高的。

为促进人工智能在医疗领域大场景中的应用，互联网科技企业应该从基层医疗与医院诊疗方面入手，利用人工智能解决分级诊疗、疑难重症诊疗过程中存在的问题，在此基础上逐步向其他细分领域延伸，不断深化人工智能在医疗服务领域的应用。

◆基于AI技术的基层医疗应用场景

基层主导的分级诊疗场景中，人工智能的应用能够为前来社区卫生服务中心的用户提供诊疗服务，基于智能影像识别技术判断用户是否患病以及患病类型，帮助医生选择治疗方案，并利用智能语音电子病历完成患者信息的输入与储存。

对于需要转诊的患者，智能导诊系统能够代替医生处理大量转诊预约事项；对于从上级医院转回的患者，智能导诊系统也能够处理相关衔接工作。对于治疗后与康复阶段的患者，基于人工智能的虚拟医生能够及时追踪、获取患者的身体健康数据，根据数据变化预测患者的身体健康情况，并将相关情况反馈给医生。另外，医生也能够在闲暇时间登陆智能远程教育平台，使用虚拟病人模仿诊疗场景，学习更多专业知识与技能。

由此可见，人工智能的应用能够提高基层医疗的管理水平，促进资源的优化配置，提高服务人员的服务能力，提升医生诊疗的专业性，让更多人能够从快速发展的技术中获益，促进我国普惠医疗的发展。

◆基于AI技术的医院诊疗应用场景

在医院疑难重症诊疗场景中，人工智能可以在前期诊断、疾病治疗、药物选择、药效监测等方面发挥重要作用。

举例来说，对于前往医院就诊的某癌症患者，医生可以利用智能辅助诊疗系统诊断疾病，更加准确地把握患者的病情。在手术过程中，医生可以利用智能手术机器人进行复杂的手术操作，既能保证手术的精确性，又能减少手术过程中的出血量。在药物与放疗相结合的治疗阶段，医生可以利用智能影像识别技术制定针对性的治疗方案，根据智能诊疗辅助系统对患者的病情分析，为患者提更具针对性的药物治疗方案。

此外，医生还可以在药物中植入微型人工智能芯片，在患者服药后收集其体征信息，追踪药物疗效，根据数据分析结果改进药物治疗方案，提高最终的治疗效果。人工智能在该领域的应用可以弥补人类医生在诊疗过程中的不足，提高整体诊疗水平。

人工智能的应用能够促进医疗健康领域的变革，但在定位上，人工智能更多的是作为医生的辅助者，不能完全取代医生的工作。在今后的发展过程中，医护工作者需要明确自身的价值定位，为人工智能在医疗健康领域的应用创造良好的环境。相信在人工智能医疗企业和投资者等各方的共同努力下，人工智能与医疗健康将实现深度融合，为广大人民群众谋求更多福利。

第 6 章　底层驱动：引爆 AI 医疗商业化落地

政策：AI 医疗政策红利的释放

2016 年 12 月 27 日，国务院印发的《"十三五"深化医药卫生体制改革规划》中明确了医院改革的重点，如鼓励实行按疾病诊断相关分组付费 DRGs（Diagnosis Related Groups，疾病诊断相关分类）、建设医疗联合体、实施医生执业认证等方式推进国内医疗服务体系的改革。

医疗体制的调整在一定程度上增强了市场的活跃度，具体表现为共享医疗的诞生、人工智能的拓展应用、社会办医的蓬勃发展等，为国内健康医疗行业的发展带来了更多机遇。在医疗卫生体制改革的驱动下，健康医疗服务行业的生态体系将日益完善，大健康产业的市场潜力也将逐步显现。

近两年，AI 智慧医疗呈现出蓬勃发展之势，人工智能在许多健康医疗场景中得以应用。但从总体上看，AI 智慧医疗的发展尚未进入成熟阶段，还面临着许多问题，需要在强化基础的同时进一步扩大人工智能的应用范围，促进管理体系不断完善。

在后续发展过程中，AI智慧医疗不仅要在纵向上深耕，更要聚焦于横向拓展，采用整合方式搭建更大的应用场景，实现人工智能的集中应用。与此同时，AI智慧医疗要通过分级诊疗解决传统医疗三级医院人满为患、基层医院门可罗雀的问题；减轻医护人员的工作负担，缓解紧张的医患关系；为患者的健康管理提供便利，推动个性化健康管理的实现；降低药物研发成本，缩短临床试验、新药研发周期；提高行业监管能力，降低个人主观因素的影响，提高决策准确度。人工智能的应用能够带动整个医疗行业发展，实现多方共赢。

为了促进国内AI智慧医疗的发展，国家相关部门出台了一系列政策。大数据、人工智能，以及普遍应用的互联网，都推动着我国智慧医疗的发展。不仅如此，科研机构在类脑研究、脑科学方面也展开了一系列探索，为我国智慧医疗产业的发展带来了新机遇。

近年来，互联网、大数据及其他先进技术在医疗行业实现了深度渗透，促进了智能医疗的发展。目前，人工智能已经成为世界各国及诸多行业关注的焦点，很多国家将人工智能的研发及应用提升到了战略层面，并积极促进人工智能在医疗行业的落地。

2017年3月，政府工作报告中首次提出"人工智能"一词；同年5月，科学技术部颁布《"十三五"生物技术创新专项规划》，表示要在脑科学和类脑人工智能、生物检测、生物大数据等领域展开重点布局，大力发展核心技术与先进技术；同年7月，国务院颁布《新一代人工智能发展规划》，为我国人工智能的发展明确了方向，制定了发展的总体目标与主要任务，致力于通过持续创新将我国打造成世界科技强国。

2017年10月，党的十九大报告强调要"推动互联网、大数据、人工智能和实体经济深度融合"。我国陆续出台的这一系列政策，从宏观层面为人工智能的发展制定了清晰的规划，明确了人工智能未来的发展方向，提高了人工智能的社会热度，促进了人工智能的发展。

在国家制定了总体的战略规划后，省级、市级部门积极响应国家号召，根据当地的实际情况出台了具体的指导方案。2018 年，政府要求人工智能向基层领域渗透，在工业和信息化部印发的《促进新一代人工智能产业发展三年行动计划（2018–2020 年）》中进一步明确了基于人工智能的医疗影像、智能服务机器人等细分行业的发展目标。

2021 年 3 月，"十四五"规划明确提出，要培育壮大人工智能、大数据、区块链、云计算、网络安全等新兴数字产业，构建基于 5G 的应用场景和产业生态，在智慧医疗等重点领域开展试点示范。2021 年 7 月，国家药监局发布《人工智能医用软件产品分类界定指导原则》，对人工智能医用软件产品的范围、管理属性界定、管理类别界定等作出规定，并指出：用于辅助决策，如提供病灶特征识别、病变性质判定、用药指导、治疗计划制定等临床诊疗建议，按照第三类医疗器械管理。

医疗已经成为我国人工智能应用的重点领域，得到了政府的大力支持。我国制定并实施了一系列与互联网医疗、健康医疗大数据等方面相关的政策，有利于促进传统医疗行业的智能化、数字化改革。从长远发展角度看，人工智能战略的实施不仅需要政策的支持，还要对传统理念及思维模式进行革新，才能在发展过程中取得持续性的进步。

近两年，国内很多地区在积极搭建全民健康信息平台，努力促进区域内健康资源数据的共享，完成了国家级全民健康信息平台与各省级健康信息平台的对接。目前，五大国家级健康医疗大数据中心的建设正在加快推进，这五大中心分别位于福建、山东、江苏、贵州、安徽，可以实现对我国南方、北方、东面、西面以及中心区域的全方位覆盖，促进国内各个地区的数据共享，在更大范围内进行信息资源整合。与此同时，国家健康医疗大数据中心与产业园建设试点工程也取得了显著成果，提升了我国对医疗健康大数据的管理能力。

资本：抢滩 AI 医疗产业布局

根据智研咨询发布的《2021-2027 年中国医疗人工智能行业市场运行状况及发展前景展望报告》，2020 年，我国 AI 医疗行业的市场规模较 2019 年增长了 46.41%，达到了 265 亿元。

从各类企业在医疗人工智能产品领域的布局看，大多数企业聚集在医学影像和疾病风险预测两个领域，其中在医学影像领域布局的企业包括阿里云、翼展科技、昕健医疗等，在疾病风险预测领域布局的企业包括图玛深维、贝瑞健康、博奥生物等。各企业在医疗人工智能产品领域的布局如表 6-1 所示。

表6-1　医疗人工智能企业布局[①]

布局企业	产品名称	主要功能
科大讯飞、康夫子、自测用药	虚拟助手	根据与用户交谈获得的信息，通过用户对病情的描述智能化判断病因。
推想科技、翼展科技、昕健科技	医学影像	通过计算机视觉技术进行病灶识别与标注、靶区自动勾画与自适应放疗和影像三维重建。
新屿科技、认知网络科技、天智航	辅助诊疗	为疾病诊断与制定治疗方案提供辅助。
华大基因、图玛深维、泓信生物	疾病风险预测	通过基因测序与检测，提前预测疾病发生的风险。
思路迪、舶众数据、瑞博生物	药物挖掘	将深度学习技术应用于药物临床前研究，快速、准确地挖掘和筛选合适的化合物或生物，缩短新药研发周期、降低新药研发成本、提高新药研发成功率。
碳云智能、秒健康、万灵云	健康管理	基于人体生命信息、体能信息与生活轨迹信息等，借助人工智能数据分析技术制定智能健康干预方案，实现个性化的精准健康管理。
森亿智能、医度云、睿佳科技	医院管理	用人工智能技术优化医疗服务流程和资源配置，通过数据分析提高医护效率和质量，降低医疗成本。
新屿科技、骆文生物、基因港	辅助医学研究平台	利用人工智能技术辅助生物医学研究者开展医学研究。

---

① 资料来源：智研咨询整理

近两年，在国家政策的支持下，医疗人工智能行业实现了快速发展，吸引了很多投资机构的关注。从融资轮次看，目前投资机构对 AI 医疗企业的融资主要集中在 A 轮，企业平均融资额度为 2 千万元，资金的主要用途是产品研发、产品线丰富以及提高产品壁垒等。例如，数坤科技在获得 2 亿元的融资后，开始向心、脑、肺、乳腺、前列腺等领域拓展。也有一些医疗机构在获得融资后开始向其他领域拓展，例如太美医疗在获得 15 亿元的融资后，开始拓展新的医药市场。AI 医疗领域主要企业的融资情况如表 6-2 所示。

表6-2　医疗人工智能主要企业融资情况[①]

企业名称	融资时间	融资轮次	融资金额	币种	简介	投资机构
透彻影像	2019/11/25	PreA 轮	数千万	人民币	病理AI	磐霖资本、普华资本、图灵资本
志诺维思	2019/11/22	B 轮	6000 万	人民币	基因组学大数据	君联资本、复容投资、梧桐树资本、华盖资本等
思派网络	2019/11/20	D+ 轮	10 亿	人民币	肿瘤大数据平台	双湖资本、斯道资本、IDG 资本等
奥比斯科技	2019/11/18	股权转让	未披露	人民币	眼科器械	合肥产投
未知君	2019/11/4	B 轮	1 亿	人民币	肠道微生物 AI 制药	高榕资本、雅惠投资、君联资本、晨兴资本
知识视觉	2019/10/30	A+ 轮	千万级	人民币	病理AI	邱灿科技、闻名投资
连心医疗	2019/10/30	A+ 轮	4000 万	人民币	靶区勾画	线性资本、滨海创投、磐谷创投
昆仑医云	2019/10/28	A 轮	未披露	人民币	AI 精准医疗云平台	景宸投资、雅惠精准医疗基金

① 资料来源：智研咨询整理

续表

企业名称	融资时间	融资轮次	融资金额	币种	简介	投资机构
万物语联	2019/10/15	股权转让	未披露	人民币	医生机器人	芜湖科技风投
立达融医	2019/10/10	A轮	数千万	人民币	临床工作流管理	未披露
太美医疗科技	2019/10/1	E和E+轮	15亿	人民币	AI药物研发	Tiger Global Management、凯风创投、软银中国

在人口老龄化的背景下，随着高血压、糖尿病等慢性病的发病率越来越高，老年人对各类医疗资源的需求不断增加，导致医疗资源供给不足、分配不均匀的问题愈发突出。在这种情况下，人工智能在医疗行业的应用前景依然广阔，行业规模将不断扩大。

技术：引领智慧医疗变革

机器学习、深度学习、图像识别等技术的进步使人工智能行业的发展进入上升期。AI医疗是人工智能在医疗领域的应用落地，虽然"互联网＋医疗"促使传统医疗行业发生了很多变化，但人工智能的应用能使医疗行业发生了本质上的变革。

在变革层面，人工智能给医疗行业带来的变革主要发生在生产力上；在形式方面，人工智能通过技术创新渗透到了医疗领域；在改革领域方面，人工智能对医疗行业的供给端进行了革新；在驱动力方面，技术驱动是人工智能的核心；在创新性质方面，人工智能是一种不可忽视的重大创新；在市场发展方面，人工智能创造了一个增量市场，随着相关技术不断发展，这个市场的开发空间也将不断增大。

目前，人工智能技术的增长速度快于其应用速度，体现了AI智慧医疗行业的巨大发展机遇。具体来看，人工智能的发展主要是从算法、数据、计算能力三个方面发力。

◆算法

从应用角度看，我国人工智能算法与发达国家之间的差距并不明显。近年来，在定向广告、语音识别方面，我国人工智能算法已经取得了显著成就。为了实现更好地发展，我国人工智能算法领域的企业还利用国际市场的开源平台，对其他国家的先进算法进行了模仿与学习。但在基础算法研究方面，我国与美国等发达国家之间仍存在很大的差距。为了缩小差距，国内大学应该加强数学与统计学方面的人才培养，为相关研发项目提供更多的资源支持。为了促进人工智能算法的创新发展，我国还需要调整当前的科研经费分配体制。

◆数据

想要提升人工智能系统的智能化水平，就要为其提供足够的数据资源。目前我国拥有大量医疗数据，但其中很多数据都无法使用。目前，我国人工智能发展面临的数据问题主要表现在两个方面：一方面，虽然平台能够提供数据支持，但从长远看，要促进人工智能持续发展，就要按照统一的标准突破平台限制，打造完善的生态系统。另一方面，想要推动私营领域人工智能的发展，就要提高政府数据库的开放程度。此外，受政策等因素影响，不同国家之间无法实现数据资源的高效流通，这对我国与其他国家之间的合作带来了一定的阻碍。

◆计算能力

人工智能技术的发展离不开先进的计算技术的支持，而且要不断提高计算能力。另外，计算技术的耗能水平会对人工智能的商业化应用产生至关重要的影响，而人工智能的发展主要以计算能力为基础，所以相关机构与企业要提高对计算能力的重视程度。

市场：需求驱动 AI 医疗落地

医疗行业是为了满足病人的医疗需求而存在的，其发展目的是为病人提供有效的治疗。从立足于群体性的角度分析，每个人都有患病的可能，所以疾病预防、康复理疗、疾病治疗和每个人都有关系，这就为医疗行业的生态链提供了广阔的发展空间。

当前，环境问题引发了许多疾病，疾病的出现则扩大了医疗需求。具体来看，空气污染、水污染等环境问题对人类的身体健康造成了很大影响。2021 年 9 月，世界卫生组织（World Health Organization，WHO）发布《全球空气质量指南》（Global Air Quality Guidelines），这是自 2005 年以来首次收紧了其空气质量指导方针，希望推动各国转向清洁能源，防止空气污染导致的死亡和疾病。据世界卫生组织估计，空气污染每年导致至少 700 万人过早死亡。从这个角度来说，环境污染也扩大了医疗需求。

日益严重的人口老龄化问题对医疗行业提出了更高的要求。根据国家统计局公布的数据，2021 年，我国 65 岁及以上人口为 20056 万人，占全国人口的 14.2%。这是我国 65 岁及以上人口占比首次超过 14%。我国老龄化程度仍在快速上升，人口老龄化问题越来越严重。相较于年轻人，老年人的身体健康情况普遍较差，更容易患病。所以说，人口老龄化进一步增加了社会对医疗服务的需求。

◆需求层面

从需求端分析，随着互联网在医院不断渗透应用，患者的就医效率、就医体验都得到了大幅提升。尽管如此，医疗行业仍然存在资源配置不合理的问题。与此同时，日益增加的慢性病患者、越来越严重的人口老龄化等问题都给现代医疗行业带来了巨大挑战。近年来，人工智能的价值在智能导诊、语音电子病历、影像辅助诊断等应用场景中得以集中体现，帮助医生减轻工作压力，促进了医疗资源的优化配置。由此可见，AI 医疗产业拥有十分广阔的市场前景。

◆市场层面

根据 IDC（Internet Data Center，互联网数据中心）发布的数据，预计到 2025 年，全球人工智能应用市场总值将达到 1270 亿美元，其中全球 AI 医疗处于高速成长期，占人工智能市场的 1/5。医疗行业在知识储备、数据支持方面的要求较高，在实施智能化诊疗之前需要进行大量的数据分析。人工智能领域的数据处理技术、机器学习技术在医疗行业的应用，则能够在加强成本控制的同时提高行业运行效率，通过实施改革拓宽医疗行业的发展道路。

埃森哲咨询公司曾发布过一份名为《人工智能：医疗保健的新神经系统》的报告。在这份报告中，埃哲森咨询预测了 2026 年最有价值的 10 个人工智能医疗技术总价值为 1500 亿美元。

其中，最具价值的人工智能医疗项目为机器人辅助手术，该项目的相关技术能够把手术前获取的医疗记录信息与手术操作指标联系到一起，提高手术操作的准确度。位列第二位的是虚拟护理助理项目，其相关技术的应用能够为患者提供护理服务，减轻护士的工作负担。医疗行政方面的人工智能应用价值紧随其后，相关技术的应用能够代替医生和护士完成行政任务。

从生态链的角度来看，医疗行业涵盖了病人、医生、医院、医药制造企业、随身医疗设备企业、卫生监管部门等主体。在生态链中居于中心地位的是病人群体，医疗行业要根据病人的需求开展运营。未来，医疗行业生态链要大力发展精准化医疗、个性化医疗，集中精力提高治疗效果，进一步提升病人的医疗体验。

第 7 章　全球科技企业在 AI 医疗领域的布局

百度在 AI 医疗领域的布局

近年来，众多投资者将注意力集中在了人工智能领域。很多初创企业在 AI 医疗领域展开了积极探索，腾讯、百度、阿里巴巴三大互联网巨头（BAT）也纷纷入局。

从投资人的角度看，如果其投资对象被 BAT 看中，并得到 BAT 的投资支持或者最终卖给 BAT，就意味着投资获得了成功。举例来说，真格基金曾经投资了涂鸦科技，而涂鸦科技最终被百度收购，真格基金通过该项目获得了非常可观的投资收益。

近几年，不少投资人瞄准了医疗人工智能领域，有些投资人希望自己投资的公司能够被 BAT 收购，有些投资人希望自己投资的公司能够得到 BAT 的资金支持。除此之外，还有一些进军 AI 医疗领域的企业希望在能在 AI 医疗的市场上占据一席之地。无论哪种情况，投资者与创业者都应该了解 BAT 布局医疗人工智能的相关情况，对其竞争优势、投资模式进行分析。下面会从这两个层面出发，梳理 BAT 在 AI 医疗领域的布局情况。

在 BAT 巨头中，率先进入人工智能领域的是百度。百度早在 2013 年就创建了深度学习研究院（Institute of Deep Learning，IDL），院长由李彦宏亲自担任，副院长由深度学习领域的领导人物余凯出任。同年 4 月，百度的人工智能实验室"深度学习研究中心"在美国落成。

2017 年，在对业务结构进行改革后，百度大脑与国内知名基层医疗企业社区 580 达成合作，致力于促进人工智能在分级医疗场景中的应用；同年 4 月，依托百度大脑的"医生诊疗助手"投入运营。百度大脑与 580 在 AI 医疗方面共同展开布局，为用户提供全天候的医疗服务，满足用户的咨询需求，促进国内分级诊疗政策落地，改革传统的医疗健康服务模式。

百度医疗大脑能够利用人工智能技术对专业文献、电子病历等进行数据挖掘，为产品研发与制造提供精准的参考，并在问诊环节发挥辅助作用，提高医生的问诊效率。

百度在 AI 医疗领域的优势集中体现在技术方面。与阿里巴巴、腾讯相比，百度的市值与业绩都稍显逊色，这意味着百度在近几年的发展过程中面临着很大的竞争压力。但技术一直是百度的优势所在，所以，百度积极开展人工智能技术的研发与应用，通过发挥自身的技术优势提高整体竞争力。在这种情况下，能够集中体现人工智能应用价值的医疗行业自然就成功吸引了百度的目光。

美国《财富》杂志将谷歌、微软、Facebook 与百度并称为"人工智能四大巨头"，说明百度在人工智能方面的发展已经达到了国际先进水平。近几年，百度已经在无人驾驶、图像及语音识别、深度学习、自然语言处理等多个细分领域取得了显著成果。根据国家工业信息安全发展研究中心、工业和信息化部电子知识产权中心发布的《2020 人工智能中国专利技术分析报告》显示，在人工智能专利申请量和授权量方面，百度公司分别以9364 件专利申请和 2682 件专利授权处于领先地位，展现出中国 AI"头雁"

的实力。

除此之外，"百度云"也是百度重点打造的项目。依托"百度云"，"百度医疗大脑"能够获得海量的数据资源。结合大数据技术的应用，百度能够不断拓宽人工智能在医疗行业的应用范围，具体如医疗诊断、临床研究、移动医疗、疾病防控等。

在 AI 医疗领域的投资与并购方面，百度对财务价值的关注度相对较低，主要以自身战略为核心展开布局，其战略内容分为强化核心业务、构建生态系统、开展外来布局几大板块。

在强化核心业务方面，百度以既定的 AI 医疗战略为核心，凭借技术优势进行平台建设与运营，组建专业的人才队伍，推出更多智能产品；在构建生态系统方面，百度注重协调内部不同参与方之间的关系，努力实现多方共赢；在业务布局方面，百度密切关注整个医疗人工智能行业的发展，积极寻找合适的投资项目。

阿里在 AI 医疗领域的布局

早在 2017 年，阿里健康就联合万里云医学影像中心发布了医疗 AI 系统"Doctor You"，该系统具备医生培训、医疗辅助检测、科研诊断等功能，在肺结节识别领域的应用不仅可以提高识别效率，还能保证识别的准确性。此外，阿里巴巴还发布了机器学习平台 PAI2.0，基于阿里健康云平台提供的海量医疗数据，形成独有的技术及资源优势。在布局人工智能医疗的过程中，阿里巴巴还联手多家医院，与专业的医学影像中心合作，集中精力发展智能诊断平台，对医学影像进行识别、重建与诊断。

阿里云还与 LinkDoc（零氪科技）、英特尔共同举办"天池医疗"AI 大赛。在与其他企业合作的过程中，阿里巴巴将主要精力放在了底层算法的研究与应用上，其他的业务则由合作方来完成。

与百度、腾讯相比，阿里巴巴在运营方面更具优势。在对 AI 医疗领域进行布局的过程中，阿里健康也的确将更多精力投入到了运营方面。

企业想要获得持续发展，就要从长远的角度考虑问题，不能局限在眼前的利益上。具体来说，相较于以产品销售为核心业务的企业，参与行业标准的制定则更有利于企业的长期发展。在这方面，阿里巴巴积极参与促进了医疗大数据的规范化应用，以及数据安全及隐私保护政策的制定。

相较于数据标准的制定与推行，数据交易能够给企业带来更多的短期利益，但阿里巴巴放眼未来发展，并未涉足数据交易。随着医疗大数据的相关规定进入实施阶段，曾参与标准制定的阿里巴巴体现出了明显的战略优势，在人工智能领域呈现出蓬勃发展之势。

对于 AI 医疗领域的投资，阿里巴巴拥有十分清晰的规划，在投资选择上也更加注重实用性。阿里巴巴在 AI 医疗领域的投资包括两种类型：一类是以控股方式进行投资，与自身业务进行整合；另一类是以少数股权参与投资，作为阿里投资的构成部分。阿里巴巴最初是通过搭建、运营平台发展起来的，在发展过程中比较注重生态圈的形成与完善，因此，阿里巴巴在布局 AI 医疗领域时也努力做到了兼顾各方利益。

腾讯在 AI 医疗领域的布局

与百度、阿里巴巴相比，腾讯对人工智能领域的开发在时间方面不占优势。但在发现人工智能的巨大价值后，腾讯便迅速做出了布局人工智能的决策，并为其战略实施提供了充足的资金支持。

出于在人工智能领域展开深度布局的目的，腾讯邀请该领域的顶尖科学家张潼博士加入，由其出任腾讯人工智能实验室"腾讯 AI Lab"的主任，与超过 200 名应用工程师、50 多名人工智能科学家一起，聚焦自然语言处理、语音识别、机器学习、计算机识别等相关技术的研发与应用。

经过一段时间的探索，腾讯在人工智能领域的布局初见成效。腾讯发布的 FPGA（Field Programmable Gate Array，现场可编程逻辑门陈列）云服务器是我国首款高性能异构计算基础设施，此后，腾讯又推出深度学习平台 DI-X（Data Intelligencex），该平台能够在自然语言处理、语音识别、图像识别方面发挥重要作用。

腾讯开发的围棋人工智能"绝艺"拿下了第十届 UEC 杯计算机围棋大赛的第一名，成为继 AlphaGo 之后又一次吸引了大众目光的人工智能应用。

为促进人工智能在医疗领域的应用，腾讯制定并实施了"腾爱医疗"战略。该战略旨在发挥互联网的优势，提高医疗信息资源的开放程度，颠覆传统的产业发展模式，促进医疗行业取得突破式发展。近年来，腾讯携手医疗机构、医院、相关政府部门积极打造专业的医疗大数据中心，对患者的电子病历、健康档案进行整合与统一管理，促进医疗数据共享，充分发挥腾讯的数据优势，为其 AI 医疗战略的实施提供了有力的支撑。

马化腾认为，数据将在人工智能竞争中占据主导地位，在激烈的比拼中获得胜利的将是拥有庞大数据基础，且能够实现丰富场景应用的企业。在 AI 医疗布局方面，大数据与生态体系是腾讯的核心优势。丰富的场景应用、日益完善的生态体系，使腾讯能够对信息进行精准推送，对用户有更加全面的了解与把握 。因此，腾讯在对 AI 医疗领域进行布局的过程中，能够凭借其数据优势发展定制化服务。

在对 AI 医疗的投资方面，腾讯也开展了大规模的布局，其投资风格，在考虑战略性的同时也兼顾了财务价值。在战略实施过程中，腾讯倾向于选择财务投资，比较看重以用户为服务对象的企业。在投资阶段的选择上，腾讯以早期投资为主，在其所有投资项目中，B 轮前的投资约占一半。值得关注的是，对于在同一领域的投资，腾讯会通过为多家企业提供支持来提高总体投资的安全性，这也是腾讯投资的一大特点。

国外科技巨头的 AI 医疗产业布局

国际商用机器公司（IBM）于 2006 年着手布局 Watson（沃森）项目，2014 年创建 Watson 事业集团。Watson 技术平台利用机器学习与自然语言处理技术，能够对非结构化数据进行深度处理，寻找数据之间的联系，把零碎的知识整合到一起，通过对比、分析、论证等提取数据中有价值的信息，为企业决策制定提供精准参考。

沃森健康（Watson Health）是苹果联手 IBM 于 2015 年推出的云健康医疗项目，该项目基于认知计算系统的应用，服务于医疗健康企业的发展。通过与癌症中心建立伙伴关系，Watson 得到了海量的数据支持，能够获得足够的病理信息、医学文献、临床知识等，在进行数据分析的基础上，推出临床辅助决策支持系统。

该临床辅助决策支持系统能够在糖尿病、肿瘤等疾病的诊断及治疗中发挥重要作用，已在 2016 年被我国引进，并在多家医院得到应用。Watson 在人工智能医疗行业的布局取得了一系列成就，表明该领域的发展进入了认知医疗（Cognitive healthcare）阶段。人工智能在医疗行业的应用既能减少诊断失误，又能为癌症患者提供更具针对性的治疗方案。

与此同时，谷歌、微软等科技巨头也已经进军智能医疗领域。其中，谷歌于 2014 年将人工智能企业 DeepMind 纳入麾下，研制出人工智能程序 AlphaGo。2015 年，谷歌的人工智能平台 TensorFlow 成为开源项目，在深度学习技术方面为许多企业提供了有力支持。谷歌收购 DeepMind 后成立 DeepMind Health，通过联手 National Health Service（英国国家医疗服务体系，简称 NHS），获得后者提供的病人信息，基于数据分析与处理，在脑部癌症识别领域展开了探索。

微软推出人工智能医疗项目 Hanover，聚焦于预测各类药物对癌症的治疗效果。除了 Hanover 之外，微软还在 AI 医疗领域展开了多方布局。例如，微软的 Biomedical Natural Language Processing 系统基于人工智能技术，能够整合电子病历、医学文献中有价值的数据，在疾病诊断及医疗方案制定方面发挥辅助作用。

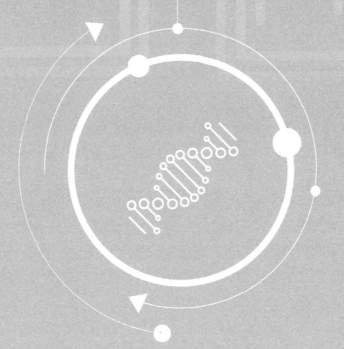

第三部分
场景实践

第8章 智能变革：AI 重构传统医疗生态圈

大重构：AI 颠覆传统医疗产业链

在人工智能与医疗行业的结合发展方面，我国仍然在进行初期探索。近年来，世界各国很多实力型科技企业开放了平台接口，为国内智能医疗初创企业的发展提供了机遇。目前，智能医疗领域已经吸引了诸多入局者，市场上的相关产品也不断增多。计算智能、感知智能、认知智能是医疗行业智能化改革的三个层次，也是人工智能在医疗领域实现深度应用这一过程的具体体现。

◆AI 颠覆传统医药制造行业

进行药品制造、药品经营与药品销售的企业都属于医药制造行业。过去，医药制造行业在发展的过程中面临许多问题。传统的药品研发需要经过多轮测试与实验，最终生产出来的药品在治疗效果上却往往不尽如人意，且成本极高。一些临床试验表明，按照传统制造方式生产出来的药物只适合小部分患者使用，其他患者无法通过药物治疗康复，反而会因为服用药物出现其他副作用，人工智能的应用将促使药品制造行业发生变革，这种变革主要表现在两个方面，如图 8-1 所示。

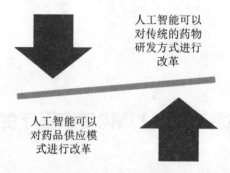

图8-1　人工智能对药品制造行业两方面改革

一方面，人工智能可以对传统的药物研发方式进行改革。近年来，人工智能在药物研发领域的应用价值逐渐突显出来。利用云计算、大数据等技术，基于对数据的深度处理，人工智能可以分析出不同药物成分之间的相互作用与整体的医疗效果。研究者可以通过人工智能寻找药物靶标，了解药物分子之间的反应，根据大数据分析结果发现对某种疾病有治疗效果的药物成分，助力药物研发。

另一方面，人工智能可以对药品供应模式进行改革。过去，通用药物是药品供应的主体，随着人工智能在医疗行业深入应用，药品供应将变得更加精确，并体现出个性化特征。传统的药品供应是从患者的共性特征出发的，没有考虑到不同患者之间的差异。利用人工智能技术可以对不同患者的基因组成、身体情况进行分析，总结出患者的个性化需求，找到更加适合患者的药品，尽量减少药品的副作用，并提高治疗效果。从长远角度看，在药品供应方面，精细化、个性化的药品将逐渐取代传统的通用药品。

◆AI 颠覆传统医院模式

在传统模式下，医院是疾病的主要的治疗场所，医生在治疗过程中占据着主导地位。患者到医院后，需要遵循既定的流程寻求治疗，这个流程包括挂号、诊断、检测、确诊、配药、住院等。除了医院之外，其他地点很难满足患者的看病需求。在这种模式下，患者就诊需要耗费大量时间和精力，且难以获得良好的治疗体验。人工智能将颠覆传统的就诊模式，促进虚拟医院、远程医疗发展，通过快速发展的移动医疗为患者提供更多选择。

一方面，人工智能中的感知智能技术有助于远程医疗落地。随着智能语音、智能视觉技术在医疗行业深入应用，智能医疗检测设备能够全面、快速地获取患者的病情信息，并将这些信息发送给医生。这种信息收集方式比传统的人工检测更可靠。医生以远程通信方式接收到患者的病情信息后，就能进行疾病诊断，并根据诊断结果制定医疗方案，实现远程医疗。如此一来，患者无需到医院就诊就能得到医生的指导与建议，还能获得更加优质的治疗体验。

另一方面，人工智能中的感知智能技术有助于虚拟医院落地。依靠智能诊断、智能决策的支持，云端智能设备能够承担更多诊断与治疗工作，可以利用计算智能、感知智能采集患者的病情数据，再将数据信息发送到云端智能诊断设备，以智能化的方式给出有效的诊断结论，并为患者提供精准的治疗方案，打破传统模式下病人只能到医院就医的限制，让病人能够随时随地享受移动医疗服务。

◆AI 颠覆医生诊疗方式

在传统诊疗方式下，无论早期的病情诊断环节、中间的确诊环节，还是之后的疾病治疗环节，医生都要承担很多工作，有些医院的医生还要负责为病人安排病床，任务量极大。人工智能的应用能够改变传统的诊疗方式，作为辅助工具提高医生的诊断效率，并在疾病治疗环节发挥重要作用，减轻医生的工作负担，这种作用主要表现在两个方面，如图 8-2 所示。

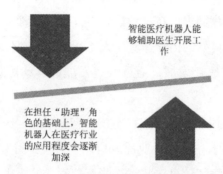

图8-2　人工智能对医生诊疗方式的颠覆

（1）智能医疗机器人能够辅助医生开展工作。在计算智能、感知智能、认知智能技术的支持下，医生能够使用智能机器人并结合自己的专业知识与经验对患者病情进行分析。目前，智能医疗机器人在医疗影像识别方面发挥的作用尤为突出。例如，阿里 ET 医疗大脑具备超过专业医师的图像识别能力，可以通过语音识别、图像识别等技术为医生提供可靠帮助，能够完美地胜任"助理"的角色。

（2）在担任"助理"角色的基础上，智能机器人在医疗行业的应用程度会逐渐加深。在认知智能发展到一定阶段后，智能医疗机器人就能够独立完成某些工作，例如进行病情诊断、确诊乃至后期医疗方案的提供。届时，医生不必再承担传统的医疗职能，而是作为监督者参与到医疗过程中，并负责提出、改进医疗规则。

◆AI 颠覆病人治疗效果与诊疗体验

在医疗行业生态链中，处于中心位置的是病人群体。医疗需求为医行业的发展提供了必要的动力。人工智能对医疗行业的改革既体现为改进治疗效果，也体现为提升患者的诊疗体验。当人工智能在医疗行业得到普遍应用时，患者在自己家里就能通过可穿戴智能设备对医疗诊断所需的数据进行采集，再经由网络渠道将这些数据发送给智能诊断设备或医生，获取精细化、个性化的治疗方案。

未来有可能实现这样的医疗场景：某患者察觉到自己的身体出现了异常，通过感知智能设备收集数据，经由网络渠道与医生进行沟通，将智能感知设备采集到的医疗信息发送给医生，由医生负责制定医疗方案并提出用药建议。之后，医生会将用药信息传递给制药企业，由企业参照医疗方案确定药物配比，再经物流渠道将药品寄送给患者。随着人工智能技术的不断发展与深度应用，未来，这样的场景将不仅仅存在于人们的想象中。

计算智能：基因测序与药物发现

高效精准的智能计算和分析是人工智能的一大典型特征，其在医疗领域的应用将有力地推动行业创新，促使医疗服务更为精准化、个性化。基于人工智能技术，医疗机构可以构建以患者需求为核心，"云管端"一体化，能显著提高医疗资源利用效率的智慧医疗行业生态链。未来，人工智能将会在基因测序、药物发现、智能决策、智能诊断、远程医疗、医疗机器人、可穿戴设备、医疗智能语音、医疗智能视觉等医疗垂直领域爆发出惊人的能量。

人工智能发展层次可以分为计算智能、感知智能和认知智能三个层次，下面我们首先分析计算智能在医疗领域的应用。

计算智能是一种从生物进化角度认识和模拟智能的技术，涉及了模拟计算、自然计算、神经计算、进化计算、蚁群计算、免疫计算等诸多领域，是实现认知智能和感知智能的重要基础。基因测序和药物发现是计算智能在医疗领域的典型应用。

◆基因测序

基因测序是指对特定 DNA 片段碱基序列进行测量，即测量出腺嘌呤（A）、鸟嘌呤（G）、胞嘧啶（C）、胸腺嘧啶（T）的排序方式。基因测序的价值在于可以锁定个体的病变基因，指导癌症、白血病、败血症等疾病的预防和治疗，还可以分析个体的酒量、运动能力等基本特性。目前，基因测序已经从实验室研究迈入临床应用阶段，未来将会对人类世界产生颠覆性影响。

◆药物发现

智能计算在药物发现领域同样具有巨大价值。科学家可以利用智能计算技术从更广泛的视角分析化学多样性空间，研究药物配方，寻找药物靶标，分析药物分子的作用机制，对受体和配体的作用过程进行模拟。

传统药物研发存在成本高、周期长、风险高等诸多问题。应用智能计算技术后，研发人员可以通过对海量历史数据进行处理分析，创建药物发现模型，快速找到对疾病预防和治疗有价值的化学分子，大幅度缩短药物研发周期，降低药物研发成本，创造出巨大的经济效益和社会效益。

感知智能：人机交互的智慧医疗

感知智能是指基于语音识别、图像识别等技术，利用摄像头、麦克风等传感器设备，将物理世界的信号映射至数字世界，并将这些数字信息提升至可认知（包括记忆、理解、规划、决策等）层次。感知智能在解决医疗行业的人机交互问题方面具有良好的效果，医疗智能语音、医疗智能视觉、可穿戴医疗设备是感知智能在医疗领域的典型应用。

◆医疗智能语音

医疗智能语音是指利用语音识别、语音合成、自然语言处理等技术，赋予医疗产品和服务可以听懂人类语言的能力，并以人类语言的方式实现人机交互。基于语言识别和疾病数据分析，医疗机器可以自主为患者诊断疾病。

医疗行业是一个专业化程度较高的领域，智能医疗设备及系统想要更为安全、高效、精准地服务医生、患者，必须学习大量专业知识和技能。从这一角度上看，研究医疗智能语音就显得尤为关键。

目前，医疗智能语音已经被广泛应用于电子病历生成。以北京云知声信息技术有限公司推出的一款智能语音产品"医疗语音录入系统"为例，该产品由云知声和北京协和医院共同研发，已经在北京协和医院全院病房和医技科室上线，这也标志着北京协和医院成为国内首家支持语音识别的公立三甲医院。该系统的语音识别准确率达到95%以上，在神经科、免疫内科、血液科、普通内科等疑难杂症患者多的科室应用效果比较好，个别科室的语音识别准确率甚至超过了98%。

◆医疗智能视觉

医疗行业对安全性、精细化要求较高，给医疗工作者带来了很大的心理压力和工作负担。医疗智能视觉的应用为解决这一问题提供了思路，例如医疗设备可以利用图像识别技术对患者的X光片等医学影像检测结果进行高效、精准识别，使医疗决策更为科学合理。目前，医疗智能视觉的图像检测效率和精度已经超过了专业医生，这对降低人为失误造成的医疗事故有非常积极的影响。

◆医疗机器人

医疗机器人是一种可以独立编制操作计划，并结合实际情况做出一系列动作，从事医疗或辅助医疗工作的智能服务型机器人。医疗机器人包括护理机器人、临床医用机器人、医用教学机器人、为残疾人服务机器人等多种类型。

> Intuitive Surgical 公司开发的明星产品达·芬奇手术机器人就是一个典型的医疗机器人，它可以及时地为医生提供客观、精确的手术信息。经过数万台手术之后，达·芬奇手术机器人已经成功地进入商业化应用阶段。

◆可穿戴医疗设备

可穿戴医疗设备是一种特殊的可穿戴设备。受各种技术条件的限制，目前，可穿戴医疗设备主要用于采集医疗数据，部分可穿戴设备还可以向患者发出警报，提醒患者及时吃药、接受治疗等。

可穿戴医疗设备中安装了多种无线传感器，可以实时获取用户的体温、血压、血糖、心率等生理指标数据，以及空气湿度、亮度、温度、辐射强度等用户周边环境数据，并利用无线网络将这些数据上传到云端数据中心。未来，可穿戴医疗设备将整合更多具有强大功能的传感器，为用户提供更加丰富多元的优质医疗服务。

认知智能：智能医疗决策与诊断

认知智能是指机器拥有了像人一般的主动思考和理解能力，在没有人工干预的情况下，能够自主学习、推理，并和人类进行自然交互。医疗认知智能可以看作人工智能在医疗领域的高级应用，不仅能够帮助人类进行医疗信息管理，而且可以自主开展或辅助疾病诊断和治疗。

◆智能决策

基于计算智能和感知智能，医疗设备与系统能够开展深层次的智能决策。计算智能为智能决策提供算力支持，感知智能为智能决策提供数据支持。和传统的人工决策相比，医疗智能决策可以对海量医疗大数据进行分析，制定最优的医疗解决方案，显著降低医疗成本，提高医疗效率。随着人工智能技术发展日益成熟，智能决策将成为医疗决策的主流趋势。

◆智能诊断

智能诊断是指基于人工智能技术生成个性化的病情诊断报告，并提出具有针对性的治疗建议和效果说明。想要实现智能诊断，医疗设备和系统必须具备主动学习和思考的能力。

以 IBM 推出的"沃森医生"为例。"沃森医生"是 IBM 推出的医疗认知智能系统，有"肿瘤界的阿尔法狗"之称。"沃森医生"能够在 17 秒内阅读3469 本医学专著、248000 篇论文、69 种治疗方案、61540 次实验数据以及106000 份临床报告，最终提出 3 个优选的治疗方案。与之相比，一位医疗人员平均每年最多能阅读 200 至 300 份医疗文献著作。"沃森医生"凭借这种强大的学习能力可以在短时间内成为"肿瘤专家"。与此同时，"沃森医生"还能主动思考，将学习到的丰富知识转化成医疗技能，为患者和医生提供专业的医疗咨询和建议。

第 9 章　精准医疗：基于 AI 的新型医疗技术

个性化精准医疗时代的来临

传统医疗行业生态链在人工智能的影响下会发生根本性变革，具体表现在药物研发、医疗诊断等领域。人工智能驱动下的医疗行业改革包括三个层级：基础层的计算智能、中间层的感知智能、高层的认知智能。在发展过程中，这三个层级的变革是同时进行的，共同构成了完整的智能医疗变革体系。

在形式方面，基于人工智能的精准化医疗、个性化医疗能够解决传统医疗长期以来存在的问题，为患者提供更加优质的医疗体验。人工智能驱动下的医疗行业改革将按照一定的顺序开展。具体来看，医疗行业的改革过程包括以下几个阶段，如图 9-1 所示。

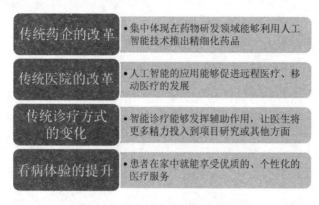

图9-1　医疗行业改革的四个阶段

依靠大数据、云计算的支持，结合现有的医疗案例提供的信息，人工智能设备可以提供更精准、科学的诊断结果。随着技术水平不断提高，人工智能在医疗诊断方面的应用会逐渐增多，能够根据患者的实际情况为其提供个性化的医疗解决方案，并通过这种方式降低医疗风险。

◆个性化医疗

个性化医疗可以根据患者的基因组信息以及其他内环境信息，例如患者的身体代谢情况，为患者制定专属的诊疗方案。这种定制医疗模式能够最大程度地减少医疗方案的副作用，尽可能地提高治疗效果。

过去，医生主要根据患者的体征与症状表现，以及患者的年龄、性别等基本信息，通过分析医疗影像、实验数据来配药。这种诊疗方式缺乏主动性，治疗过程与最终的疗效都还有很大的提升空间。相比之下，个性化诊疗不仅能够提高患者体验，还能取得更理想的治疗效果。从长期发展的角度来看，个性化医疗能够对患病概率进行科学预测，帮助人们做好疾病预防，而不是在病发之后再进行治疗。这能够帮人们减少医疗支出，改善身体健康状况。

◆精准医疗

不同于传统的医疗模式，精准医疗在疾病的前期预防、后期治疗方面会根据病人的基因、个人习惯、生活环境等因素制定差异化的医疗方案。从根本上说，这种新型的医疗方法就是利用先进的医疗技术手段，从研究生物标记物入手，准确定位病灶，选择合适的治疗靶点，深入分析特定疾病的表现、变化，依据患者的具体情况为其制定个性化的治疗方案，争取获得最佳治疗效果。不同于个体化医疗，精准医疗是从更深的层面分析疾病的特征与表现，更关注用药的准确性，对疾病、药物、患者三个方面的信息进行综合考虑，在诊疗过程中实现医疗技术的深度应用。

检测类：AI 新型医疗检测技术

作为医疗行业的基础类设备，医疗检测设备在采集患者病情信息、基础信息方面发挥着不可替代的作用。想要提高医疗诊断的可靠性，就要做好前期的病情信息收集工作。

目前的医疗检测设备主要包括两种：一种是医院固定医疗检测设备，一种是便携医疗检测设备，如表 9-1 所示。

表9-1　医疗检测设备的两种类型

医疗检测设备	优点
医院固定医疗检测设备	在所有的医疗检测设备中，CT 检测、B 超检测、血液检测、尿液检测、基因检测等固定医疗检测设备居于核心地位。这类检测设备专业性比较强，需要由专业的人员负责，检测结果准确，但在实时性方面无法满足医生及患者的医疗需求。
便携医疗检测设备	便携医疗检测设备为整个医疗检测设备行业的发展注入了活力。这类设备内部安装了传感器，方便医护人员随身携带。便携医疗检测设备包括近年来在市场上迅速崛起的智能可穿戴设备、监测手表、智能手机等，能够采集用户的基础医疗数据与身体健康信息。便携医疗检测设备能够突破医院检测设备应用的空间限制，不仅能够满足医生与患者对实时检测的需求，还能提升用户的医疗检测体验。

传统的医疗检测以既定的基本指标检测为主，在先进技术的支持下，医疗检测的针对性逐渐提高，新型医疗检测获得快速发展。新型医疗检测包括基因检测、智能皮肤癌检测、智能虹膜检测、情绪分析检测等。

◆基因检测

以人体细胞、血液等体液中包含的基因为对象实施的检测就是基因检测。作为DNA分子的构成部分，基因是遗传信息的载体，是影响生物物种的内在因素。从这个角度来讲，人的健康情况、生命长短等都与基因存在着紧密的联系。基因检测能够主动发现人体内组织或器官存在的异常情况，判断检测对象可能患有某种疾病的风险等。

◆智能识别皮肤癌

智能手机可以利用人工智能技术对皮肤癌进行识别。目前谷歌已经在这个领域取得了突破性进展，其AI技术能够确保诊断结果的准确度超过90%，比很多皮肤专家的诊断更加可靠。在具体实施过程中，人工智能系统会利用机器学习算法对皮肤癌图片进行分析，在此基础上对照用户上传的图片并做出诊断，提供最终的诊断结果及疾病发展阶段，以智能化方式准确识别皮肤癌。

◆智能虹膜检测

调查结果显示，在人体与外界接触的各类组织中，其构成精密度最高的是虹膜。对人的虹膜进行检测，能够判断这个人是否患有某种疾病，或者是否存在患某种疾病的可能。虹膜的组成非常复杂，包含了许多毛细血管、神经末梢，能够反映人体内脏器官的健康情况。通过分析虹膜图谱，就能得知人体各个器官、系统、组织的整体情况及发展趋势。

未来，依托快速发展的虹膜识别技术，人工智能将在智能虹膜检测领域表现出更高的应用价值。

◆情绪分析检测

利用先进的新型检测技术，人工智能可以实现对主观指标的精准检测。在这个细分领域，麻省理工学院的计算机科学和人工智能实验室推出了情绪检测设备 EQ-Radio，该设备可以通过无线信号方式收集用户的心跳、呼吸情况，通过数据分析判断用户的情绪状态。在接受检测的过程中，用户不需要佩戴设备。虽然该情绪检测设备只根据心跳、呼吸数据进行情绪识别，但识别的精准度非常高。随着智能识别技术不断发展，将有更多的主观指标进入可检测范围。

未来，基于主观指标的精准检测将在更多领域得以应用。举例来说，通过对人的精力状态进行识别，能够帮助人们合理地安排时间，提高时间利用率。例如某学生有很多学习任务，但在不同的时间段其精力情况不同，可以用检测设备找出记忆力较好的时间段，在这个时间段主攻背诵类知识的学习；在记忆效果差但擅于思考的时间段，集中精力学习对逻辑思维能力要求较高的知识。通过这种方式，学生可以在有限的时间内获得最佳的学习效果。

医疗类：打造个性化治疗方案

医疗治疗设备在医疗行业占据着十分重要的地位，能够对病人的病情信息进行采集与分析，据此制定个性化的治疗方案，提高最终的治疗效果与病人的就医体验。传统医疗治疗包括两大类：传统药物治疗和传统手术治疗，如表 9-2 所示。

表9-2 传统医疗治疗的两种手段

治疗手段	具体应用
传统药物治疗	在各类治疗方式中，应用最为普遍的就是药物治疗。药物成分能够对患者的病情变化产生重要影响。传统药物治疗常使用的药物种类包括基因类药物、抗生素、抗疟疾药物、退热剂、抗菌剂类药物等，主要治疗方式包括输液、注射、口服和表敷。
传统手术治疗	在各类治疗方式中，最具针对性的是手术治疗。手术治疗能够直接作用于出现疾病的器官，针对具体的问题采取相应的治疗措施，通过药物或手术器械来解决问题，让患者摆脱病痛。目前，外科、眼科、耳鼻喉科、肿瘤科常采用手术治疗。

新型医疗与传统医疗存在共性，两者都是根据患者的病情制定治疗方案。但相较于传统医疗，新型医疗的科技特征更为明显，治疗方式更具针对性，治疗方案更加个性化。以药物治疗为例，新型医疗为患者提供的治疗方案会综合考虑患者的实际情况，选择最佳的药品种类与配药比例。

◆针对性药物发现

根据智能计算技术对药物数据进行深度分析所得的结果，医学研究者能够对药物靶标进行准确定位，深入了解受体与配体之间的影响，把握药物分子之间的关系，对药物配方进行分析。与此同时，医生还能根据病人的具体情况，制定个性化的治疗方案，实施精准医疗。

◆智能医疗机器人

随着技术水平不断提高，未来将有微小型机器人、超微型机器人进入医疗行业并应用。例如未来的医学行业能够在微观层面运用纳米机器人进入人体血液系统，将药物输送到特定的靶向位置后进行释放，充分发挥其治疗作用。目前，全球范围内许多国家都在致力于这种超微型机器人的研发与应用，旨在利用技术手段促进医疗行业的发展。

◆VR 视力矫正治疗

从理论上来讲，相对于年轻人，老年人更容易患病。但在现代社会，很多青少年甚至是儿童的身体健康情况也十分堪忧。例如很多儿童自出生起就受到各类屏幕的刺激，如平板电脑、手机、电视等，长此以往就会出现视力问题。与这些屏幕相比，VR 对人类视力健康情况的影响如何呢？针对这个问题，未来影像高精尖创新中心进行了相关调查与研究，得出了用特定方式观看 VR 有助于改善视力的结论。未来，随着 VR 技术不断发展，将 VR 应用在视力矫正方面指日可待。

辅助类：提供智能化辅助诊疗

医疗辅助类设备能够为医院、医生、患者提供专业的帮助。对医院来说，医疗辅助类设备的应用能够提高医院的管理水平，提高治疗效果，具体如智能病床、智能医生助手等设备；对患者来说，医疗辅助类似设备的应用能够发挥治疗功能及陪伴作用，具体如活动辅助机器人、助听器及助视器等设备。

◆智能病床

智能病床可以通过非接触式传感器获取病人的身体健康信息，是对传统病床的智能化升级，其应用既能优化患者的医疗服务体验，又能提升医院的管理水平。以色列的医护器械公司和传感器供应商 EarlySense 开发了一种非接触式传感设备，能够安装到传统病床上，为身染重疾、对医疗检测存在较高需求、本身又排斥使用接触式设备的病人提供身体检测服务。

这款检测设备能够对病人的病情进行分析，及时感知其病情变化，为医护人员提供精准的参考信息。另外，智能监测设备能够缩短病人住院观察时间，为医护人员的工作开展提供帮助。从长期发展的角度看，智能病床的应用是传统医院改革的有效途径之一。

◆智能医生助手

智能医生助手能够发挥机器设备的优势为医生的工作提供辅助。目前，智能机器在图像识别、语音识别方面的专业性已超过人类。例如阿里ET医疗大脑可以利用深度学习算法、计算机视觉技术识别甲状腺B超图像，找到甲状腺结节的位置，在恶性与良性之间做出区分，提高医生的诊断效率与准确率，因此经由该系统提供的诊断结果比传统的医生诊断更加可靠。此外，智能医生助手不仅能够用于疾病诊断，还能用智能化的方式为患者提供治疗建议，以"助手"的角色为医生提供辅助，是全面智能诊断的初期发展形态。

◆活动辅助机器人

作为机器人的一个细分领域，活动辅助机器人呈现出迅速发展的趋势。活动辅助机器人主要为行动存在问题的老年人、残疾人提供帮助。例如丰田在行动设备研发领域布局，推出面向老年人与残疾人的Welwalk WW-1000行走辅助机器人。这款可穿戴智能辅助机器人能够为行动不便的人提供生活上的便利，减轻护理人员的压力，帮助护理人员节约时间与精力。

◆助听与助视器

智能助听器是针对存在听力问题的患者，特别是老年人开发的。受限于听力障碍无法与外界顺畅沟通的老年人容易出现一系列心理问题，例如急躁、孤僻、焦虑等。所以，对于出现听力障碍的老年人要及早干预，让老年人佩戴合适的助听器改善他们的听力状况，减少残余听觉能力的流失。

助视器是针对存在视觉问题的老年人或眼疾患者开发的一款智能设备。类似于助听器能够提高听力障碍患者及老年人的听觉能力，助视器则能够提高视力障碍患者及老年人的视觉能力。助视器包括光学助视器和非光学助视器两种。在持续发展的人工智能技术的支持下，助听器与助视器将具备更强大的功能，帮助老年人及患有听力、视力疾病的患者提高独立生活的能力。

医疗云：医疗数据的分析与处理

云端属于网络应用层，位于医疗生态链的高层位置，具备信息存储、信息管理、数据分析与价值提取等功能。在医疗领域，云端的价值主要体现在借助先进的技术手段对医疗数据资源进行存储与管理，对相关数据进行深度处理，根据数据分析结果制定决策，提高医疗企业的运营效率。医疗云在数据传送方面发挥着主导作用，能够协调、控制整个医疗生态链的运行。下面对医疗云的主要职能进行重点分析。

◆医疗信息存储与管理

医疗信息存储与管理指的是将医疗信息和相关信息管理整合起来，根据具体需求进行信息分类，为信息应用打下基础。目前，医疗信息存储与管理云端已经得到了普遍应用，是医疗生态链云端价值的集中体现。医院的医疗数据中心、药企的医疗数据研发部门都是这方面的代表。其中，医院的医疗数据中心在医疗系统的运行过程中发挥着重要的连接作用，是药企与医生配药、病人与医生诊疗之间的纽带。不仅如此，数据中心还为医院管理提供必要的支持。也就是说，在整个医疗生态链中，医院的数据中心位于高层位置。

◆医疗数据挖掘与决策

医疗数据挖掘与决策就是根据医疗机构对信息的整合与分析结果，利用云计算、大数据等技术，从海量医疗数据资源中提取出有价值的信息，进而制定科学、合理的医疗决策，进一步体现医疗生态云端的价值。目前，很多医疗行业的云端系统都聚焦于该领域的发展，云计算数据中心就是这方面的代表。该系统能够利用先进的大数据、云计算和人工智能技术实现对数据的深度加工与处理。

随着云计算、大数据技术不断发展，云计算数据中心在数据处理方面发挥着越来越重要的作用。在商业信息领域中，云计算数据中心的地位将逐渐超过传统数据中心。未来，医疗信息领域也会将越来越多的数据处理工作交给云计算数据中心来完成。

第 10 章　实践路径：应用场景与典型案例

场景 1：智能药物研发

目前，越来越多的国家将"AI智慧医疗"提升至国家战略的高度。相较于 AI 在智能投顾、智能安防领域的应用，AI 医疗产业的落地时间更早一些。原因在于：首先，包括深度学习、图像识别等核心技术的发展带动了人工智能技术水平的提高。在技术发展的驱动下，人工智能在医疗领域逐渐得到了深度应用。其次，现代社会面临着日益严重的人口老龄化问题，人们也更加注重健康管理。在这种情况下，与健康提升、医疗技术发展、寿命延长相关的市场需求不断增多。

但现实情况是，医疗行业在发展过程中面临着许多挑战，例如药物研发、人才培养耗资巨大，新药研发周期长，资源配置不合理等。现代社会对医疗产业提出了更高的要求，促使该领域积极寻求变革之路。

随着人工智能技术水平不断提高，机器人开始应用于医疗行业，承担医护人员的工作。目前，世界各国的许多医院相继引入了护理机器人、配药机器人、手术机器人、智能物流机器人等。除此之外，快速发展的 AI 医疗模式还能为患者提供具有实际价值的医疗救助服务，提高医疗诊断的准确率，降低患者手术感染率，提高微创手术的安全性，延长人类的寿命，提高人们的身体健康水平。

目前，人工智能在医疗领域的应用主要体现在药物研发、疾病诊断、影像识别、健康管理等场景中。下面我们首先对 AI 在药物研发场景中的应用进行分析。

新药研发的历史也是一部新药研发技术的变革史，新技术手段的出现将带动新药研发行业不断发展。根据药物筛选方式的不同，我们可以将药物开发过程划分为以下三个时期，如表 10-1 所示。

表10-1 药物开发的三个时期

时期	主要成就
随机药物筛选时期（20 世纪30 年代~60 年代）	如通过细菌培养对自然资源进行筛选，从中寻找抗生素。
高通量筛选时期（20 世纪70 年代~21 世纪）	这个时期诞生了组合化学，被应用于新化合物发掘领域，精简了人类合成化合物的流程，催生了高通量筛选。高通量筛选能够迅速对多种候选化合物进行筛选检测。研究者不仅能够利用这项技术从组合化合物中找到所需化合物，还可以对现有化合物进行筛选检测。
虚拟药物筛选时期（如今）	即利用计算机程序模拟药物筛选过程，分析化合物的活性特征，从机会较大的化合物中寻找药物开发所需成分，通过这种方式降低药物开发成本。人工智能与计算机在医药方面的应用就是以药物挖掘为开端的，具体应用场景包括药物筛选、新药开发、药物副作用分析、旧药调整、药效追踪等，然后通过计算机模拟呈现药物临床研究过程，逐渐形成独立的学科体系。

在海量医疗数据的支持下，人工智能系统能够在短时间内完成信息挖掘，加速药物开发进程。医学研究人员可以利用人工智能技术分析药物的安全性，评估药物的副作用，通过一系列筛查选出对某种疾病具有最佳治疗效果的药物，在降低药物研发失败率的同时强化对药物研发环节的成本

控制。

举例来说，对于某种癌症，医学研究者可以采用智能药物研发系统，对照患者的正常细胞进行分析，对所有适用药物的治疗效果进行实验，从中选择既有治疗作用，又不会带来太多危害的药物。如果智能药物研发系统无法找到对这种癌症有效的药物，则会启动新药研发项目。对于那些能够杀死癌细胞但存在副作用的药物，智能药物研发系统会采取一定的措施消除其不利影响。

深度学习是人工智能技术的主要构成部分，智能医疗企业可以将这项技术用于药物研发，在研发过程中运用大数据等技术手段寻找药物合成所需的生物或化合物，通过这种方式加速药品研发，强化成本控制，降低药品研发失败的可能性。

研究人员可以使用计算机模拟技术，对药品的安全性进行科学有效的评价。目前，深度学习算法已经被应用于传染病、肿瘤、心血管等方面的药物研发，以及针对埃博拉病毒的药物研发。

借助IBM打造的超级计算机，美国药品研发公司Atomwise可以从规模庞大的数据存储系统中寻找药物研发可能用到的成分。2015年抗击埃博拉病毒时，该公司就借助人工智能算法对诸多候选药物进行快速检索与药效分析，在24小时之内就锁定了候选药物。

美国数据驱动型生物研究公司Berg聚焦于利用生物数据进行药物开发。依托公司打造的人工智能平台Interrogative Biology，Berg从人体机制出发，对人体细胞的防御系统进行深入分析，借助大数据、人工智能技术探究人体健康组织的运行规律，提取能够用于治疗某些疾病的人体分子，在强化控制研究成本、节省精力的同时，为癌症、糖尿病等疾病的治疗做出贡献。

场景 2：智能疾病诊疗

智能诊疗是指在疾病诊疗过程中发挥人工智能的作用，利用计算机系统整理病人的体检、病历信息，借助云计算、大数据技术进行数据分析与处理，对病人的各项身体指标、临床变量进行监测。在这个过程中，计算机系统能够对医学知识进行深度学习，遵循专业医生的思维逻辑，提供准确度较高的诊断结果，制定最佳治疗方案。人工智能在诊疗场景的应用能够集中体现出其在医疗领域的应用价值。

医疗行业对专业性要求较高，在诊断过程中会用到许多专业术语、医疗技能。为此，人工智能系统需要掌握海量专业词汇。人工智能应用于疾病诊断，能够在提高诊断效率的同时，降低诊疗成本，提高诊断结果的准确性。

人工智能还可以应用于辅助诊疗，即将系统化、专业化的医疗知识输入计算机系统，使其具备类似于专业医生的思维和诊断能力，能够对病情进行有效诊断，并据此制定合理的治疗方案。在不同的应用场景中，最能体现人工智能价值的当属智能诊疗。

MYCIN 专家系统

MYCIN 专家系统率先实现了人工智能在医疗诊断细分领域的应用。相较于西方国家，国内在这个领域的起步较晚，但自20世纪70年代末开始布局以来便呈现出迅速发展之势。北京中医学院开发的"关幼波肝炎医疗专家系统"借鉴了著名老中医关幼波的诊疗方式，运用智能化技术进行肝病诊疗。"林如高骨伤计算机诊疗系统"也是我国开发的具有代表性的智能医疗诊断专家系统。此外，我国还有多家高校与研究机构合作，利用人工智能技术打造出的此类智能医疗专家系统，有些系统已经进入临床应用阶段。

沃森AI系统

IBM通过沃森人工智能系统对智能诊疗领域进行深度开发，取得了诸多成就。沃森人工智能系统早在2012年就获得了美国职业医师的资格认证，并被应用于医院的辅助诊疗场景。沃森人工智能系统实现了对机器学习、自然语言处理、自动推理、信息检索等多种技术的一体化应用，拥有强大的信息处理能力，能够为多种癌症患者提供智能诊疗服务，具体如肺癌患者、子宫癌患者、膀胱癌患者等。

场景3：医学影像识别

人工智能在医学影像方面的应用是数字医疗产业的一个细分领域，也是AI医疗领域的热点应用场景。医学影像承载着大量信息，就算经验丰富的医生在解读影像图片时也颇费精力。且由于人才培养周期长，放射科医生资源的供给存在明显缺口。相比之下，人工智能在这个领域的应用，能够有效提高图像识别的准确度与效率。

医疗行业对医学人才的专业性要求较高，而医学影像专业医生的培养周期长，成本高。不仅如此，医生主要根据自身经验对医学影像图像进行识别，解读结果受主观因素影响较大，难以保证判断结果的准确性。

数据统计结果显示，医学影像为医疗行业提供的数据信息占到总体的90%以上，传统模式下依靠人的主观经验进行影像识别与诊断存在严重的误判现象。利用人工智能中的机器学习算法，能够准确地锁定病灶位置，降低误诊率。医院在诊断肿瘤疾病时通常会采用医学影像，尤其是乳腺癌、肺部结节和肺癌、前列腺癌。

医生可以借助人工智能技术对医学影像进行分析。在具体应用过程中，人工智能发挥的作用主要体现为两个方面：在感知环节进行图像识别，即对影像信息进行提取与挖掘；在学习环节、分析环节进行深度学习，在数据挖掘的基础上模拟人体神经元网络的运行逻辑，实现自动化、智能化的医疗诊断。

> 哈佛医学院联手贝斯以色列女执事医疗中心推出的人工智能系统是这方面的典型代表，在对乳腺癌进行诊断的过程中，该系统能够以医学影像为依据，检测患者体内是否出现了癌细胞。
>
> 总部位于美国旧金山的新兴企业 Enlitic，将人工智能中的深度学习技术用于医疗诊断，研发的智能影像识别系统在癌症诊断方面的能力超过专业医生。

在医院的各类科室中，影像科承担着大量的数据识别与处理工作。我国医学影像数据量正呈现出逐年急剧增长的态势，然而影像科医生数量的增长速度慢且工作效率不足，给医学影影像成果判断造成一定的压力。人工智能技术的应用能够有效弥补影像科医生资源的不足。另外，医学影像数据的标准化水平远远高于其他医疗数据，给人工智能的应用创造了良好的环境。

虽然人工智能已经在不少医疗场景中实现了落地应用，但其中的很多应用都与核心的医疗场景相去甚远，而人工智能在医学影像领域的应用则不同。人工智能技术在影像识别、脏器三维成像中的应用，能够给医生提供更加精确的数据，帮助医生加快工作完成进度，提高工作质量。

在"人工智能＋医学影像识别"领域发展比较完善的是通过分析 CT 图像识别肺结节，具体应用流程如表 10-2 所示。

表10-2　分析CT图像识别肺结节的具体流程

流程	工作事项
Step1	分析肺部扫描序列，制作肺部区域图。
Step2	以肺部区域图为参考，用智能化方式绘制肺部图像。
Step3	对肺部区域图像中的肺结节进行标注，制作结节区域图像。
Step4	进行肺结节分割处理，发现可能存在肺结节的位置。
Step5	对肺结节的类别进行划分，精确锁定肺结节所在区域，并对评估分析结果的可靠性。

人工智能在肺结节识别领域的应用，能够有效提高肺结节识别的准确度，比传统的医生诊断更加可靠。

在肿瘤治疗方面，放疗是应用最多的一种治疗方式。在临床治疗过程中，平均每位患者会拍摄近200张CT图像。医生需要3～5个小时来勾画靶区，并制定治疗方案。如果患者的肿瘤发生了变化或者勾画存在偏差，医生就要重新开始这个过程，且必须完成许多重复性工作。在这个环节，医生要投入大量时间与精力。

人工智能在这个环节的应用可以减轻医生的工作负担。具体而言，在确定癌症类型后，人工智能系统会先建立检查项目，然后以CT图为依据，采用自动化方式，借助人工智能技术与图像识别技术完成靶区勾画工作。接下来以智能化方式制定手术方案或放射性照射方案，并将方案信息提供给医生检查。在治疗过程中，人工智能系统会对治疗方案的实施效果进行监督。

目前，包括肝癌、肺癌、乳腺癌等疾病的靶区勾画都实现了人工智能的应用，让医生用原本10%的时间就能完成这项工作，且能够保证最终的靶区勾画与医生人手勾画保持高度重合。

此外，人工智能还可以在脏器三维成像领域得到应用。具体来看，在对CT、核磁共振医学影像的数据进行分析之后，医生可以采用语音或手势控制的方法，依据临床所需，采用恰当的方式，对人体组织、病灶实施对应的操作。另外，人工智能还能在实施手术之前，用定量分析的方式对包括血管管径、脏器三维体积等在内的数据进行处理，预测手术风险，实施模拟操作，减少医生手术操作的误差，减少出血量，保证外科手术的质量与安全。目前，"人工智能＋脏器三维成像"已经在肾脏、肝脏、肺部器官相关的疾病手术中实现了应用。

场景 4：智能健康管理

以人工智能为依托开发出来的智能设备能够对用户的身体健康数据进行识别与采集，具体包括用户的睡眠情况、运动情况、饮食情况、整体健康状态等，然后根据这些数据对用户的身体素质及健康水平进行分析，制定出有针对性的健康管理方案，预测用户患病的可能性，督促用户关注自身的身体情况。人工智能在健康管理方面的应用集中在网络问诊、虚拟护士、风险识别等方面。

部分企业正着手布局与医疗相关的智能穿戴设备，通过将人工智能系统与手机打通，在对海量医疗数据进行深度分析的基础上，根据患者的具体情况制定有针对性的健康管理方案。另外，用户可以利用手机或智能终端设备，与智能健康咨询服务平台进行互动，享受专业的咨询服务。不仅如此，用户还能获得健康管理人员提供的上门服务。

科学的进步能够促进医学的发展，学科研究、科技创新能够推动传统医疗行业的改革。目前，阿里巴巴、百度、腾讯、谷歌、微软等有实力的大型企业已经在 AI 医疗领域展开布局，并带动了整个行业的发展。未来，人工智能在医疗行业的应用还需要长时间的探索，相信两者的结合发展能够为人类创造更加美好的生活。

具体来看，AI 技术在智能健康管理领域的应用主要体现在以下六个方面，如图 10-1 所示。

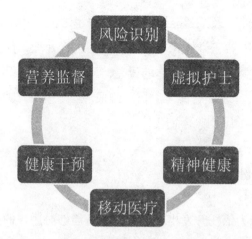

图10-1 AI技术在智能健康管理领域的六大应用

（1）风险识别

风险识别是指将 AI 技术应用到信息收集与深度处理方面，分析患者的患病几率，为其提供有效的疾病预防措施。美国健康 IT 公司 Lumiata 开发的核心预测分析产品 Risk Matrix（风险矩阵），在分析患者电子病历、历史诊疗数据的前提下，能够预测患者发病风险的变化趋势。医疗图谱 MedicalGraph 在分诊环节的应用可以切实提高分诊效率。

（2）虚拟护士

虚拟护士可以通过获取患者的日常饮食、用药情况、运动情况等数据，通过人工智能技术判断患者的健康状态，优化其日常生活习惯。

聊天机器人公司 Next IT 推出的 Alme Health Coach 能够根据患者的个性化需求为其提供有针对性的健康管理服务。利用该产品，医生能够获得慢性病患者的可行动化数据，根据实际情况为其制定医疗方案。这款 App 能够与手机上的闹钟结合使用，提醒用户按照医嘱吃药，帮助用户调节作息时间。此外，利用从电子病历、可穿戴设备等渠道收集到的数据，Alme Health Coach 能够对患者的病情进行准确分析，对慢性病进行精细化管理。

（3）精神健康

指借助人工智能技术捕捉患者的声音、表情等信息，判断患者的情感状态与精神健康情况。致力于健康行为分析的创业公司 Ginger.io 于 2011 年推出一款智能分析产品，通过分析用户智能手机获得的数据，对用户的精神健康情况进行把握，了解用户生活习惯的变动，由此实施个性化的精神健康管理。在用户精神状态发生明显变化时，该产品会将相关信息传送给用户的家人朋友或医生。基于云端的面部情绪识别解析服务公司 Affectiva 推出了一款情绪识别产品，可以利用网络摄像头收集用户的表情信息，借助智能技术对用户的情绪状态进行识别。

（4）移动医疗

移动医疗是指运用 AI 技术开展远程医疗运营。英国 AI 医疗公司 Babylon 打造的网上就诊产品，可以分析用户与人工智能系统互动过程中描绘的疾病症状，结合用户的病史，实施疾病诊断并提供治疗方案；智能健康服务公司 AiCure 基于面部识别技术与移动技术，能够监测病人的用药情况，利用移动端应用收集病人的相关数据，用自动算法判断病人是否按时服药，进而发出用药提醒。

（5）健康干预

即利用人工智能技术收集用户的基本健康信息，为其提供健康管理方案。如个人健康管理云平台 Welltok 通过与可穿戴设备服务商 MapMyFitness、FitBit 合作获得用户数据，然后利用人工智能技术对数据进行深度处理，根据数据处理结果为用户定制健康管理服务方案，降低用户的患病概率。

（6）营养监督

随着社会经济快速发展，我国人民的生活水平不断提高。除了基本的生存需求之外，人们对生活质量的要求逐步提高，更加关注自身的健康情况。在此形势下，绿色、健康、安全的有机食品受到人们的追捧，传统食品行业将在技术应用的推动作用下将发生重大变革。

在对标准化饮食进行深入分析后可知，对于相同的食物，不同食用者的身体反应是不同的，但传统的"推荐营养摄入"并未考虑到这一点。以血糖管理为依据的营养方案则能够解决这个问题。为此，营养学研究者利用人工智能中的机器学习算法提出新的方法，分析了肠道菌群、血样对餐后血糖情况的影响情况，以期根据血糖水平提供更加科学的营养方案。

爱尔兰都柏林的创业公司 Nuritas 对人工智能在营养学中的应用进行了卓有成效的探索。该公司基于对分子生物学的研究，实现了人工智能在食品领域的落地。具体而言，公司能够对食品类产品的肽进行识别，为食物搭配方案提供有益的指导，达到营养均衡。

Nuritas 主要通过为企业端客户提供服务获取收益，Nuritas 利用机器学习算法，面向食品制造商输出数据分析服务，并从中获得收益。今后，该公司可能为终端消费者提供针对性的营养建议，根据消费者的具体情况进行方案制定。

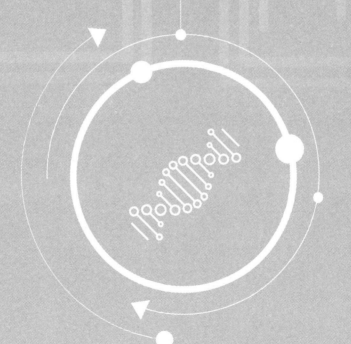

第四部分
医疗大数据

第11章　数智赋能：驱动医疗信息化建设

医疗大数据的价值与驱动因素

健康医疗大数据是指在疾病防治、健康管理的过程中产生的与健康医疗相关的数据，是国家重要的基础性战略资源。相关部门与机构要在保障公民知情权、使用权和个人隐私的基础上，根据国家战略安全和人民群众生命安全需要，对健康医疗大数据进行规范管理和开发利用。

根据《信息安全技术—健康医疗数据安全指南（征求意见稿）》的规定，健康医疗数据主要分为以下几类，如表 11-1 所示。

表11-1 健康医疗数据的类型划分

序号	类型	范围
1	个人属性数据	（1）人口统计信息，包括姓名、年龄、性别、民族、国籍、职业、住址、工作单位、家庭成员信息、联系人信息、收入等； （2）个人身份信息，包括姓名、身份证、工作证、居住证、社保卡、可识别身份的影像图像、健康卡号、住院号、各类检查检验相关单号等； （3）个人通信信息，包括个人电话号码、邮箱、账号及关联信息等； （4）个人生物识别信息，包括基因、指纹、声纹、掌纹、耳廓、虹膜、面部特征等； （5）个人健康监测传感设备ID等。
2	健康状况数据	主诉、现病史、既往病史、体格检查（体征）、家族病史、症状、健康体检数据、遗传咨询数据、可穿戴设备采集的健康信息、生活方式等。
3	医疗应用数据	门（急）诊病历、门（急）诊处方、住院医嘱、检查检验报告、用药信息、病程记录、手术记录、麻醉记录、输血记录、护理记录、入院记录、出院小结、转诊（院）记录、知情告知信息、基因测序、转录产物测序、蛋白质分析测定、代谢小分子检测、人体微生物检测等。
4	医疗支付数据	（1）医疗交易信息包括医保支付信息、交易金额、交易记录等； （2）保险信息包括保险账号、保险状态、保险金额等。
5	卫生资源数据	医院基本数据、医院运营数据、医院公共卫生数据等。
6	公共卫生数据	环境卫生数据、传染病疫情数据、疾病监测数据、疾病预防数据、出生死亡数据等。

医疗大数据的体量十分庞大，数据更新速度比较快，结构类型多样，具备较高的应用价值，但总体价值密度较低。

目前，由于监管机制不健全、监管力度不足、监管工具缺乏导致医疗行业数据管理比较混乱，运行效率不高。基于互联网和云计算的应用，医疗大数据能够加强行业监管，加快行业运转。具体来说，医疗行业能够利用医疗大数据打造健康信息平台，建设分级治疗体系，优化资源配置，提高资源利用率；药品采购公司、第三方管理公司、医保控费体系等可以利用医疗大数据强化医保监管，指导药品采购；远程医疗、异地结算医保费用可以为民众提供更加优质、便捷的健康信息服务。

先进技术的应用使健康医疗大数据的类型越来越多，同时也促进了数据存储、分析及价值挖掘。推动医疗大数据发展的主要因素包括以下几点，如图 11-1 所示。

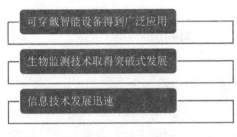

图11-1　推动医疗大数据发展的三大因素

◆可穿戴智能设备得到广泛应用

日渐流行的可穿戴智能设备能够实时收集用户信息，促进行业数据系统更新，为医疗大数据的发展提供支持。近年来，我国智能可穿戴设备整体市场规模不断扩大，根据健康界研究院发布的《2021 中国智能可穿戴设备产业研究报告》预测，2025 年中国智能可穿戴设备出货量将达 2.66 亿台，市场规模将达 1573.1 亿元，说明可穿戴设备的应用正变得越来越普遍。

◆生物监测技术取得突破式发展

作为二代基因测序技术，高通量基因测序不仅提高了基因检测效率，还降低了基因测序成本，使人类获得的生物组数据更加丰富，能够更好地服务于医疗研发及临床实践。另外，更先进的基因测序技术有望在不久的将来面世。

◆信息技术发展迅速

人工智能技术、机器学习技术、自然语言处理技术、数据挖掘技术、数据融合技术等都获得了快速发展。举例来说，数据融合技术能够以整合的方式对不同细分领域的数据资源进行综合利用，从中提取数据价值，提高数据整体的利用率。

我国医疗大数据存在的问题

数据伴随着人类的活动而诞生。近年来，随着移动互联网的高速发展以及数据存储技术的提高，数据逐渐表现出巨大的价值。虽然数据已经被很多企业视为重要资产，但由于数据资源在质量、真实性、时效性、格式、安全性等方面存在很多问题，导致企业无法对数据价值进行充分的发掘。国内医疗行业虽然拥有海量的数据资源，但受到一些因素的限制难以实现充分利用。具体来说，医疗数据存在的问题主要包括以下几点，如图11-2所示。

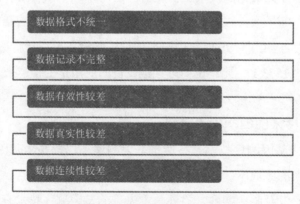

图11-2　医疗数据存在的主要问题

◆数据格式不统一

国内医疗机构众多，各个医疗机构都建立了独立的医疗信息系统，用于储存病人的基本信息、检查信息、病情记录信息等，给不同机构之间的医疗数据共享造成了障碍，也使依托人工智能的机器系统无法依据这些数据构建决策规则。

除了数据存储格式不一致外，不同医生、不同机构对同一疾病的描述方式也不同。因为不同医院的数据系统是相互独立的，医院缺乏系统升级与数据开放的动力。此外，国内有关医疗行业的法律法规体系也不完整，如果医院开放医疗数据体系，很可能在经营过程中遇到各类问题，产生医疗纠纷。由此可见，我国医疗行业要想打破医疗数据的格式壁垒，实现行业数据共享，就需要加快立法，逐步提高数据格式的统一性。

◆数据记录不完整

国内医疗行业在数据记录的完整性方面存在很多问题。很多企业积极推动人工智能决策在医疗行业的应用，但在具体实施过程中却发现，临床医生对信息的收集与记录并不完整。举例来说，外科手术医生记录的病历信息，会缺乏对病人体征及内科症状的完整描述。

也就是说，国内医生记录的病历信息比较分散，难以共享，不能通过人工智能进行价值提取。如果医生能够遵循统一的标准，记录完整的临床数据，研究者就能利用人工智能挖掘数据中潜藏的价值，通过数据分析获得能够支持决策的有效信息。

◆数据有效性较差

时效性是医疗数据的核心特点。与工业数据相比，医疗数据的更迭速度非常快，生命周期明显缩短，这意味着情境的改变会对临床数据的价值产生重要影响。举例来说，肺癌患者的 C 反应蛋白指标所代表的意义在化疗前与化疗后存在很大区别；有关病人基因突变的检查结果在病人不同状态下所代表的意义也存在着明显差异。同样，异质性因素对肿瘤的检验数据也会产生不可忽视的影响。

机器智能比较适用于对同质化数据进行分析，并根据分析结果制定决策。然而，人类疾病是非常复杂的，其变化发展受到诸多因素的影响，即便是同一种疾病在不同患者身上的表现也不完全相同。所以，医疗数据，特别是非结构化与半结构化数据的应用不能一概而论。在使用人工智能进行数据分析与决策的过程中，使用者要具体分析数据的价值及使用情境。

◆ 数据真实性较差

数据是否稳定、数据来源是否可追溯、数据采集是否客观，都会影响数据的真实性。受限于医疗体制的不完善，国内医疗系统数据的真实性与西方国家存在较大差距。同样的医学影像诊断、医学实验，各个医疗机构给出的诊断结果及实验结果通常是不同的，无法为机器学习提供标准统一的数据，这些问题需要在后续的发展过程中逐一解决。

◆ 数据连续性较差

要想推进人工智能在医疗行业应用，就要为机器学习提供符合其要求的数据集，为此，医疗机构不仅要注重数据积累，还要保证数据的连续性。如果数据缺乏连续性，即便采用先进的模型算法，机器也无法给出精准的判断结果。只有对连续性数据进行获取与分析，才能实现对数据价值的充分挖掘。

基于 AI 的医疗大数据平台建设

20 世纪 70 年代以前，在人工智能发展的初期，计算机只能用来对结构化数据进行分析，很难处理非结构化的数据信息。后来，人们在利用机器进行信息分析与判断时，开始应用模糊数学的相关知识，使机器具备了分类决策的能力。

在这方面，美国斯坦福大学 20 世纪 70 年代，开发的 MYCIN 专家系统，可以帮助内科医生诊治细菌感染性疾病。该系统需要对临床非结构化数据进行分析，根据专家提供的经验制定判断规则。这是人工智能在临床医学判断领域的首次应用，虽然最终并未取得成功。MYCIN 专家系统在临床应用中失败的原因主要在于两点：一是 MYCIN 专家系统难以对复杂的临床问题进行有效区分；二是根据专家经验制定的判断规则与临床应用所需不相符。

经过多年探索，我们在数据存储技术、人工神经网络算法、机器计算、图像识别等方面取得了巨大进步，医疗行业的数字化改革轰轰烈烈地展开，并产生了丰富的数据资源。相比之下，以大数据为基础的 AI 医疗还有很大的发展空间。

目前，医学决策的制定以临床研究证据为前提。未来，基于大数据的人工智能将在临床医学领域得以深度应用，利用智能机器对结构化数据进行分析从而制定决策的方式，将在医疗诊断领域发挥越来越重要的作用。对于非结构化数据，则需要为智能机器提供足够多的临床数据进行学习、训练，利用数学算法模型实现智能化决策。

现阶段，人工智能决策系统在疾病预防、诊断、治疗及后期跟踪等各个环节的应用都比较受限，这种限制并非因为技术不够发达，而是与医学自身的特性相关。目前，国内医疗行业数据采集面临的问题包括如数据标准及数据结构不统一，数据真实性缺乏保障，对医学临床问题的表述不够规范等，这些问题都会增加人工智能在医疗领域应用的难度。未来，医疗大数据及人工智能在医疗行业的应用将加速整个行业的运转，优化疾病管理，助力医疗行业的改革与升级。

国内医疗行业缺乏有效的数据基础，要想利用大数据与人工智能推动医疗行业发展，必须从数据方面入手，打造标准化的医疗大数据平台，在具体实施过程中要重点关注数据的标准度、互联度、更新度、丰富度、量度，如表 11–2 所示。

表11–2　标准化医疗大数据平台打造需要关注的指标

指标	具体内容
标准度	不同的数据要遵循统一的标准。具体而言，要使用标准一致的数据存储格式、专业名词，并对数据内容进行规范。
互联度	打破数据割裂状态，促进数据的沟通共享。
更新度	在确保数据质量的同时，及时进行数据更迭。
丰富度	医疗大数据的类型十分多样，从数据收集阶段来看，医疗大数据可以分为诊前、诊中、诊后数据；从数据来源对象看，医疗大数据可以分为医生提供、患者提供、普通用户提供的数据。另外，与疾病相关的参数数据也是医疗大数据的构成部分。
量度	要实现医疗大数据的应用，就要对原始数据进行整合与分析，在这个过程中，要将数据处理成本及处理效率控制在可接受的范围内。

数据平台的运行需要遵循一定的原则，要重视数据的安全性，避免隐私泄露，确保数据应用符合伦理要求；要规定数据拥有者、数据应用者、数据资源整合及分析者的权益与责任，加强监管。另外，国家要完善相关的法律政策，做好数据保护工作，提高医疗大健康数据应用的规范化程度。此外，医学伦理也是数据应用需要注重的问题，无论在什么情况下，都不能侵害患者的利益。

医疗行业在建立标准化医疗大数据平台的过程中要做好各个方面的准备工作，明确医疗数据的标准及操作原则，为人工智能在医疗行业的应用打下良好的基础。

"大数据 + AI" 在医疗领域的实践

医疗大数据与人工智能的应用价值会在医药行业的细分领域体现出来。美国食品药品监督管理局（Food and Drug Administration，FDA）在2017年发布文件，允许按照真实世界研究（Real World Study，RWS）[①]数据进行药物审批；在临床科研领域，源自临床实践的数据信息发挥着十分关键的作用；利用医疗大数据及人工智能技术开展临床疾病诊疗，能够提升疾病诊断效率，降低医生在这个环节投入的时间成本；制药企业及药物研发机构可以利用医疗大数据与人工智能技术提高决策的科学性；大数据与人工智能在医保领域及医疗支付环节也能够发挥决策辅助作用。

◆基于"大数据+AI"的临床科研

源自临床实践的医疗大数据与人工智能的应用，能够缩短临床科研的周期，降低成本，提高该环节的投资回报率。但需要注意的是，源自临床实践的数据与临床试验使用的数据存在区别，人工智能技术与研究者使用的统计分析技术也存在差异。源自临床实践过程的各类数据构成的是"临床数据集"，临床试验使用的数据则为"研究数据集"。其中，"临床数据集"在形成过程中缺乏研究目的导向，也没有采用指定标准对数据进行筛选；"研究数据集"是按照特定的研究目的选择相应的研究方案，采用一定的标准从符合要求的患者那里获取的数据。两者之间存在着明显区别，前者对应的是临床疾病诊疗需求，后者对应的是临床研究。若将临床数据与研究数据混为一谈，即便研究者使用最先进的人工智能模拟算法，也无法获得正确结论。

另外，临床研究的结果并不适用于所有的现实情况。举例来说，针对

---

① 真实世界研究，即在真实世界环境下收集与患者有关的数据，通过分析获得医疗产品的使用价值及潜在获益或风险的临床证据，主要研究类型是观察性研究，也可以是临床试验。

病人心脏骤停需要进行复苏抢救的情况，因为医生无法提前预测患者会在什么时间心脏骤停，所以难以制定具体的应对及研究方案。在医学科研领域，研究者需要对临床大数据进行必要的处理，按照研究需要对数据资源的类型进行划分，利用人工智能技术深挖数据中潜藏的价值，从而提高数据资源的利用率，达到节约成本的目的。

◆基于"大数据+AI"的辅助诊疗

20世纪70年代，专家系统最早在辅助诊断环节实现了人工智能技术的应用。但到目前为止，这个领域仍然缺乏完善的规则。为了给机器学习提供训练数据，研发人员必须依据一定的标准进行数据筛选，利用筛选出来的训练数据与恰当的人工智能模型进行产品开发。与关系数据库[①]相比，医学知识库更加复杂，对运算能力的要求更高。在决策辅助方面，机器算法模型在结构化知识体系中比较适用，对于非结构化知识体系，即便是神经网络算法也无计可施。在临床诊疗环节应用临床大数据实施辅助诊断已经变成了现实，但至今还无法利用人工智能进行智能决策。在医疗行业细分领域，应用大数据结合人工智能进行疾病预防、诊断、治疗、后期跟踪的方式将逐渐得到广泛应用。但从目前的情况看，要想用机器代替医生进行智能化操作，还需要经历漫长的过程。

目前，市场上应用较多的影像读片设备、病理分析设备，即便是根据内部患者数据实施诊断，也无法确保阳性率超过90%。如果将内部患者数据换成外部患者数据，其诊断结果的准确性将更加难以保证。所以，医疗大数据与人工智能在临床决策支持系统中的应用还需要进一步发展。尽管

---

① 关系数据库是建立在关系数据库模型基础上的数据库，借助于集合代数等概念和方法来处理数据库中的数据，同时也是一个被组织成一组拥有正式描述性的表格，该形式的表格作用的实质是装载着数据项的特殊收集体，这些表格中的数据能以许多不同的方式被存取或重新召集而不需要重新组织数据库表格。

如此，医疗大数据与人工智能的辅助诊疗作用依然能够体现在流感趋势预测、预后判断等细分领域。

◆基于"大数据+AI"的药企运营

如果临床研究数据比较有限，可以用大数据作为补充。如上文所述，如今真实世界研究（RWS）数据已经被允许应用在药物审批过程中。但前提是RWS数据要保证客观真实、足够完整，且符合科学性要求，在处理之后能够构建有效的分析数据集。医疗大数据还能够被应用到制药领域，帮助药企开展市场运营，促进药品销售。

近年来，国内医药市场呈现出蓬勃发展之势，医疗大数据与人工智能在药物开发与仿制药的价值评估方面都能够发挥重要作用。过去，国内药企的市场推广以市场为导向，未来，数据将逐渐成为药企进行市场推广的主要驱动因素。在这个转变过程中，医疗大数据与人工智能在药企的应用范围将不断扩大。

◆基于"大数据+AI"的医疗支付

医疗大数据及人工智能的应用价值还体现在医疗支付领域，具体如利用"大数据+AI"对医保控费情况实施监管，或者用"大数据+AI"对特定药品的药物经济价值进行判断等。基于大数据构建模型算法能够革新传统的医疗付费方式，通过对治疗流程与临床费用进行综合分析，从根本上改变以往的药效经济评估模式，促进支付管理体系优化。医疗大数据与人工智能的结合使用能够促使医院、药企、行政管理部门调整药品经济评估方式，但其价值发挥是以数据的完整性为基础的。为此，各个部门、医疗机构之间要加强数据交流，为"大数据+AI"的应用创造良好的条件。为了强化对医疗成本的监管，政府部门应该采取有效措施提高医疗支付大数据的开放程度。

第 12 章　精准医疗：重新定义医疗健康服务

大数据重塑精准医疗模式

2011 年，美国国家研究委员会提出了"精准医疗"的概念，2015 年，时任美国总统的奥巴马在国情咨文中提出了"精准医疗计划"，一时间，这个概念吸引了世界各国的目光。精准医疗也可以理解为个性化医疗，即采用定制医疗模式，综合考虑患者本身的基因特征、日常生活作息、环境因素等，为其打造针对性的治疗方案，尽可能地降低副作用并提高治疗效果。

随着电子健康档案的普及应用、生物技术的发展，以及政府的资金与政策支持，精准医疗开始进入临床应用阶段。随着越来越多的企业在移动医疗、药物研发、基因测序领域展开布局，精准医疗逐渐向着产业化、商业化的方向发展。

近几年，我国出台了一系列支持精准医疗发展的政策规定，强化了政府相关部门对这一领域的监管。这些政策的颁布有力地推动了国内精准医疗的发展。

根据前瞻产业研究院发布的《全球精准医疗行业发展前景预测与投资战略规划分析报告》显示，2019—2024 年间我国精准医疗行业市场规模年均增速将保持在 20% 左右，保守估计到 2024 年，我国精准医疗行业市场规模将达到 1356 亿元。近年来，包括乐土精准医疗、药明康德、博奥生物、贝瑞和康、安诺优达，以及知名的中源协和、华大基因等企业成为精准医疗行业的先锋，精准医疗行业呈现出蓬勃发展之势。

精准医疗在发展过程中需要用到多门学科知识。在技术层面，细胞免疫疗法与基因编辑的发展还停留在研究或临床试验阶段，没有形成产业链闭环，相比之下，基因检测已经建立起完整的产业链。

但从总体来看，精准医疗产业还没有建立起稳定的行业准入门槛，吸引了众多初创企业纷纷进入，不断进行市场开发。与此同时，由于技术条件不成熟，精准医疗行业开创的很多新型治疗方法难以推广应用，基因库与大数据基础设施也不够完善。在这种情况下，那些能够掌握核心技术的精准医疗企业将在竞争中掌握更多话语权。

大数据是精准医疗发展的基础，实现了对计算机技术、生命科学技术、医学技术的一体化应用。近年来，很多医疗机构、科技企业、学术研究者都在该领域持续不断地进行探索。在构建数据系统的同时，医疗卫生服务体系的数据获取、判定、提取能力也在不断提高。为了促进电子健康记录（Electronic Health Record，EHR）系统的应用，实现高效的医疗数据存储，美国卫生和公众服务部在该领域投入了数百亿美元。基于对大数据的整合与深度处理，医疗行业可以建立起完善的闭环系统，能够对患者的基本情况、治疗过程及效果进行全面把握。

先进的医疗数据与数据存储技术促使生物制药行业的发展取得了巨大进步。在精准医疗模式下，生物制药在药品开发环节更注重提高患者的生存质量，能够加快新药研发进程，促使更多新药流向市场。

科技巨头抢滩精准医疗

在医疗行业数字化、信息化发展的大背景下，政府部门针对基层医疗的发展出台了一系列支持性政策，促进了大数据与人工智能在基层医疗机构落地应用。近年来，越来越多的制药企业在精准医疗领域展开了布局，聚焦于个性化诊疗方案的制定与服务的提供。另外，许多依托医疗大数据的企业也呈现出蓬勃发展之势，彼此之间展开了激烈的竞争。

罗氏公司与 GE 医疗集团于 2018 年 1 月正式达成合作，携手在数字化临床决策领域展开布局。同年，罗氏斥资 19 亿美元将 Flatiron Health 收入囊中，后又以 24 亿美元拿下 Foundation Medicine，在癌症精准医学领域布局深耕。罗氏公司与 GE 医疗集团在电子医疗记录软件开发领域的发展均处于领先地位。其中，罗氏以病人的诊疗记录为参考制定药物治疗方案，有效提高了治疗效果，并在临床试验中实现了对数据资源的有效利用，降低了该环节的成本消耗。

精准医疗科技公司 Tempus 基于对生物学和临床数据的获取与深度处理，不断优化癌症疗法，在基因测序方面取得了突破式发展。该公司在 2018 年 9 月宣布完成 E 轮融资，资金规模达到了 1.1 亿美元。为获取丰富的临床病例数据，Tempus 联手 250 多家医院，并与芝加哥大学、密歇根大学、梅奥诊所等建立合作，将基因测序技术应用到肿瘤检测与诊疗领域。利用先进的基因测序技术，结合机器学习算法与人工智能识别技术，Tempus 能够对患者肿瘤组织的相关情况进行全方位把握，根据实际情况设计有针对性的治疗方案。

制药公司想要掌握更多话语权，就必须注重对监管级大数据的收集与管理，通过提高数据资源的利用率带动整个医药行业发展。随着行业竞争加剧，那些处于劣势地位的企业将被并购或消失。

除了医疗行业外，精准医疗还吸引了很多实力型科技企业的目光，具体如谷歌、IBM、英特尔等。这类企业利用大数据、云计算、人工智能等先进技术提高了精准医疗的数据处理效率，推动了整个行业的数字化发展，并取得了突出的成就。

谷歌对基础医学公司 Foundation medicine 与 B2B 基因大数据服务提供商 DNAnexus 进行了投资。Foundation medicine 以癌症全基因组测序及分析服务为主业务，DNAnexus 通过与谷歌联手，积极构建 DNA 数据系统，双方还将共同负责管理美国国家生物技术信息中心的数据资源。

IBM 早在 2016 年初就联手美敦力为糖尿病患者开发了一款移动监测应用产品，同年 3 月，该公司在苹果手表睡眠健康应用产品中实现了对 Watson 人工智能的应用；2016 年 5 月，该公司又与苹果公司共同推出白内障手术应用产品；同年 7 月推出 IBM Watson Health 医学影像合作计划；同年 8 月，该公司的胃癌辅助治疗项目结束实验，进入应用阶段；2017 年，IBM 与专注基因测序的 Illumina 公司达成合作，共同在精准医疗领域展开深入布局。

英特尔公司于 2016 年启动"英特尔精准医疗伙伴计划"，旨在对云平台、公众平台、私人渠道的基因数据进行整合，缩短生命科学研究周期。借助高速发展的计算机技术，该计划有望实现一天内为患者提供基因序列检测、数据深度处理、根据分析结果进行疾病确诊与设计针对性医疗方案的全流程、一体化的诊疗服务。

科技类企业比较擅长数据管理与分析，在产品设计领域积累了丰富的经验，能够对数据价值进行深度挖掘，利用数据分析结果促进精准医疗的发展。

在传统模式下，虽然医疗机构拥有丰富的数据资源，但受到技术因素的限制，无法对数据价值进行挖掘，也就不能实现大数据的分析应用。另外，各类疾病对应的治疗方式越来越多，医院与制药企业需要在恰当的时机为患者提供符合其需求的治疗方案。为了提高疾病诊断的准确性与及时性、有效性，需要为技术应用提供足够的数据支撑。

针对这个问题，医疗大数据公司提供了有效的解决方案。这类企业打造的"数据集"能够提高数据存储的规范化水平，进行有效的数据分析与处理，为临床和科研发展提供支撑。在发现这个市场需求后，诊断公司就可以致力于数据集的打造，并努力体现自身独有的优势。

与以往的数据分析方式不同的是，诊断公司采用组学（Omics）技术，从免疫、代谢、基因、转录等角度出发对相关数据进行分析，结合医疗大数据的分析与应用制定疾病诊疗与防控方案，在临床辅助诊疗、疾病诊断预测等领域体现出巨大的价值，可以帮助医生提高临床科研工作的效率，为重大疾病与慢性病患者提供针对性的医疗服务，为人类攻克肿瘤、癌症等疾病做出积极贡献。在运用 Omics 技术的过程中，诊断公司可以获取海量、全面的数据资源并体现出自身的差异化优势，实现对医疗行业数据的整合应用。

MMAs 在精准医疗中的应用

在全球范围内，很多国家的医疗卫生系统都处于失衡状态，日趋严重的人口老龄化问题使医疗系统在运营过程中面临着严峻的挑战，近年来不断发展的信息科技则有望解决医疗系统中存在的诸多问题。

先进技术的应用能够有效促进移动医疗的发展，将快速发展的技术与数据提取分析相结合，能够提升人们的生活质量，促使医疗体系更加注重疾病的前期预防而不是后期治疗，使医疗行业的重点落在"健康管理"上。

近两年，移动医疗行业的服务范围逐步向外延伸，包括保险企业、政府部门在内的用户数量迅速增加，促进了移动医疗产品的应用。与此同时，市场需求的驱动，以及政府出台的相关政策，吸引了众多投资者在移动医疗领域布局，为移动医疗创业公司的发展提供了资金支持。

MMAs（Mobile Medical Apps，移动医疗应用）是针对患者开发的移动医疗应用产品，可以下载到智能手机及其他移动终端上使用。目前，设备供应商、药企、科技企业为了获取患者在治疗过程中产生的数据资源，都在积极推出MMAs产品，促使市场上涌现出众多移动医疗应用程序。但就目前的形势看，用户对这类产品的使用并不多，大多数产品的月活跃用户数量都比较少。

以医院、药企、医疗科技初创企业的应用情况为标准，移动医疗应用产品可以划分为三种类型：患者跟踪与监测应用、协调医疗应用平台、数字化治疗应用。产品类别不同，其复杂程度、应用功能也存在明显区别，复杂程度较低的产品只能用于数据获取，复杂程度较高的产品则能够根据患者的具体病情制定有针对性的医疗方案。

◆患者跟踪和监测应用

通常情况下，每位患者的问诊时间只有十几分钟。在有限的时间里，医生很难对患者的健康情况、个人习惯等做到全面了解。运用跟踪和监测MMAs则能够解决这个问题，让医生从各个方面把握患者的具体情况，为其制定更具针对性的健康保健方案。

现阶段，数据获取是跟踪和监控类MMAs的主要功能，美国医疗公司OneDrop凭借其更具针对性的应用产品，在市场上占据优势。作为MMAs产品的一种，OneDrop主要用于糖尿病监测，能够实时采集病人的血糖指数，对其血糖水平进行判断。目前，OneDrop已经通过了美国FDA的认证。病人可以利用这种移动医疗产品实时查看自己服用的药物、吃的食物对自身血糖情况的影响，据此优化自己的日常生活习惯，提高身体健康水平。另外，医生也可以利用这款App了解患者的个人情况，为患者制定更具针对性的治疗方案。

近年来，医疗行业对现实世界的数据获取、针对性的患者护理等提出了更高的要求，促进了患者跟踪和监测类产品的发展。在生物传感器技术、跟踪技术等的支持下，跟踪和监测类移动医疗产品能够收集到更多的医疗健康数据，还将具备更敏锐的感知能力与更强大的抗干扰能力。

◆协调医疗应用平台

从宏观层面来看，在数据获取方面，协同医疗应用平台比患者跟踪和监测类 MMAs 更加注重调动患者参与的积极性、数据的互联互通以及流程调整。但如果医生要利用这类产品获取患者的健康指数并为其制定有针对性的诊疗方案，则可能在执行过程中遇到很多问题。

虽然协调医疗应用平台在个性化治疗方面投入的精力较少，却为医疗保健领域实施个性化精准医疗做出了巨大贡献。目前，受限于社会心理数据与基因组学数据的不足，电子健康记录系统的应用范围难以拓宽，协调医疗平台为这一问题提供了解决方案。来源于患者个人、生物检测仪器、电子健康记录的医疗保健数据，能够通过协调医疗平台在众多细分领域发挥其应用价值。

举例来说，用于收集和分析用户健康数据的苹果移动应用平台 HealthKit 能够对 iPhone 与 Apple Watch 获取的数据资源进行整合，为医疗机构的运营提供服务，其应用价值已经得到了 Kaiser Permanente、Partners HealthCare 等著名医疗机构的肯定。

不过，过多的数据集中可能带来一些负面影响，所以这种移动医疗应用产品的发展速度不会太快。但不可否认的是，协调医疗应用平台确实调动了患者的积极性，为医生实施诊疗提供了帮助，并拓宽了电子健康记录系统的应用范围。

◆数字化治疗应用

数字化治疗移动医疗应用产品在采集与分析病人数据的基础上，可以为病人制定具有针对性的诊疗方案并进行药物推荐。现阶段，这类 MMAs 主要是从与患者交互的过程中获取数据，再根据这些数据为患者提供治疗方案。

数字化治疗 MMAs 主要利用人工智能与机器学习技术对病人进行追踪，但除了用于治疗精神类疾病及调节生活方式之外，尚未在其他领域得以应用。

MMAs 能够为医生诊断提供更多数据，也能够作为新的治疗方式替代传统的药物治疗。在今后的发展过程中，MMAs 的应用价值将在心理疾病与慢性病领域得以体现。随着患者的数据量持续提升，移动医疗公司将比制药企业掌握更多现实世界的数据。

在精准医疗发展过程中，移动医疗产业发挥着重要的推动作用。获得资本支持后，移动医疗产业的发展形态会更加丰富，会根据需求者的情况改变产品、服务、技术等，从不同的侧重点出发寻求发展之路。未来，移动医疗会聚焦于患者自身的参与，突破环境因素的束缚，让患者能够随时随地获取医疗与健康管理服务。

移动医疗应用平台的运营法则

近几年，移动市场上涌现出许多移动医疗产品，不同产品之间形成了激烈的竞争。MMAs 产品想要占据优势地位，就必须掌握足够多的用户资源与数据集，还要具备以下几个方面的特性，以便在竞争中脱颖而出，如图 12-1 所示。

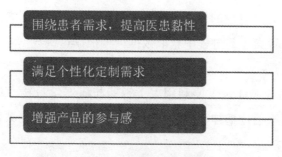

图12-1　MMAs产品需要具备的三大特性

◆围绕患者需求，提高医患黏性

数字医疗产品应该将患者需求放在中心地位，在用户界面设计、用户体验优化方面投入足够多的精力。移动医疗运营并不简单，关键是要得到大众的认可，还要提高用户黏度。部分初创企业聚焦于医患沟通、健康管理、疾病管理等领域，虽然推出了一系列产品，但由于产品功能趋同，无法形成完整的服务体系，还需进一步更新。

◆满足个性化定制需求

在经济快速发展的今天，人们越来越关注自己的身体健康，与此同时，"治未病"的理念也逐渐流行开来。在这样的背景下，移动医疗的个性化、防御性特征越来越明显，并逐渐趋向于为患者提供个性化医疗服务。另外，移动医疗产品更加注重与患者的沟通互动。

以医疗技术公司Omada Health为例，该公司推出的移动医疗产品Prevent为用户提供健康管理服务，能够帮助患者通过调节个人生活方式，将自身体重控制在合理的范围内，通过这种方式预防高血压、糖尿病与心血管疾病的发生，同时还能按照患者的偏好为其提供针对性的方案，优化其生活方式。该公司为了提升用户体验，聘请了专业的交互设计人员，为用户提供细致入微的人性化服务，从各个方面提高移动医疗产品的质量，让用户享受到更优质的生活。

◆增强产品的参与感

有些数字化产品是针对特定疾病开发的，应促进这类产品在患者日常生活中的深入渗透，增强产品的参与感。部分疾病在治疗过程需要设计复杂的治疗方案，MMAs产品的应用能够为患者提供个性化的治疗方案，在治疗过程中实现深度参与。

在这方面，总部位于美国威斯康星州的Propelle Health公司针对慢性呼吸道疾病患者推出的传感器可以通过患者的药物吸入器收集数据，将其上传到智能手机移动应用平台，对患者发病原因进行检测，同时分析患者的发病症状，据此提供有针对性的治疗意见。通过该产品，用户能够控制自身的用药频率，在预定时间按时服药，更好地把握自身的疾病治疗情况。不仅如此，用户还能通过Propeller社区将相关数据发送给医生，让医生全面了解疾病发展趋势，在治疗过程中不断优化治疗方案。

作为一种商业活动，移动医疗创业难以在短期内实现大规模盈利。移动医疗项目的推进有赖于创业者与投资人的共同努力，且相关产品需要经过医生与患者的价值评判，经过市场检验才能获得最终的成功。

基于医疗大数据的精准诊疗路径

近几年，随着医疗行业转型升级，与精准医疗相关的基因组学、靶向治疗等生物科学，以及人工智能等先进技术的发展都取得了显著成就。与此同时，制药商、患者、医疗技术研发者等对个性化医疗服务提出了更高的要求。

虽然医疗保健行业在产品创新方面取得了突出成就，但在模式方面的发展却比较滞后。以美国为例，医保支付者的收入来源集中在保费上；药企的收入来源集中在处方药支付上，且公司的特许经营主要依赖于传统的销售模式；诊断公司主要通过提供测试服务获得收入。

因此，很多利益相关者都盼望医疗行业能够实施精准医疗革命，对传统的医疗业务模式进行改革。先进技术的应用能够促进商业模式创新，并提高医疗行业的资产整合能力，同时促进价值链经济、产品交付模式革新，为医疗保健行业的数字化发展提供推动力。

精准医疗的发展能够给整个医疗行业带来影响，且医生和病人都可以参与到行业改革过程中。在这期间，传统医疗流程发生的变化需要得到患者、医生及其他相关人员的认可。从长远发展的角度来看，只有从个性化患者护理的角度出发，通过改革传统业务模式拓宽收入渠道，才能真正推进行业改革的实施。

在应用过程中，健康医疗大数据能够为患者、医生、医院等多个主体提供服务，在各个医疗环节发挥作用，促进行业的整体变革与优化。医疗大数据的应用能够提升患者的就诊体验，为医生制定诊疗方案提供参考，改进保险公司的医保产品，并完善政府出台的相关政策。

在多种多样的医疗大数据中，医疗行业用户需求最高的就是诊疗数据。诊疗数据涵盖了病历数据、影像数据、检验检查数据，以及基因测序结果的相关数据。

精准医学的发展要以诊疗数据的高效利用为前提。要达到"精准"，就要提供庞大的医疗数据基础，对患者各方面信息进行深度分析与把握，具体包括患者的基因信息、生活习惯、身体健康情况等，具体来看要做到以下两点，如图 12-2 所示。

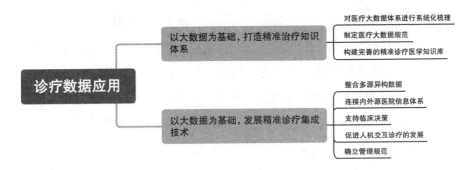

图12-2　诊疗数据应用的两种方式

◆以大数据为基础，打造精准治疗知识体系

（1）对医疗大数据体系进行系统化梳理：根据精准诊疗的数据需求，制定大数据目录；构建核心数据集，明确入选要求，为精准医学的发展提供数据支撑。

（2）制定医疗大数据规范：根据精准医学的发展需求，明确医疗健康大数据的来源；对数据获取、传递、存储、筛选、整理、搜索过程进行规范。

（3）构建完善的精准诊疗医学知识库：打造基于大数据的精准诊疗医学知识库，在大数据的驱动下促进知识应用，促进精准诊疗知识库的更新，不断补充新知识。

◆以大数据为基础，发展精准诊疗集成技术

（1）整合多源异构数据：规范多源异构数据的表示方式，提高数据的开放性，对多种结构类型的异构数据进行整合利用，提高数据的精准度及整体质量，总结不同数据之间的关联性，提取数据中有价值的信息。

（2）连接内外源医院信息体系：打造统一的信息平台，打破医院外源

大数据精准诊疗知识体系与医院临床诊疗信息体系之间的隔绝状态。

（3）支持临床决策：利用健康医疗大数据，发挥人工智能的自主学习功能，开发决策支持系统，在制定决策的过程中为医生提供参考建议。

（4）促进人机交互诊疗的发展：在医院诊疗的各个环节实现对大数据平台的应用，实现医生、患者、计算机系统之间的信息对接，依靠人机交互促进信息的综合利用，基于大数据改革传统的诊疗流程。

（5）确立管理规范：完善与健康医疗大数据应用相关的法律法规，明确资源归属，强化安全保护、隐私保护。

利用健康医疗大数据对精准医疗的发展路径进行调整与优化，是大数据在医疗健康细分领域应用的体现，符合精准医学与大数据应用科学逐渐融合的发展趋势，能够促进大数据在理论层面、技术层面、管理层面及应用层面的系统化发展。医疗健康行业对大数据的深度研究与应用，能够改革传统的临床诊疗模式，实现精准化、个性化的临床诊疗，在提升诊疗效率的同时为患者提供更加优质的诊疗服务。

目前，我国健康医疗大数据市场的发展还处在早期探索阶段，市场现有的商业模式还存在很多问题，需要在后续发展过程中加以完善。现阶段，我国健康医疗大数据企业可以通过以下几种方式盈利：数据提供、系统打造、软件出售、服务提供、依靠服务提供进行流量变现等。

第 13 章　运营治理：大数据应用及合规体系

基于不同主体的医疗健康大数据应用

作为国家大数据战略的重要组成部分，医疗健康大数据得到了广泛关注，已经进入产业化发展的加速期，与之相关的政策越来越多。医疗健康大数据的规模比较大，而且来源广，经过系统采集与处理可以实现广泛应用，应用场景包括临床研发、临床决策支持、医疗体系搭建、诊断治疗、健康及慢病管理、支付和定价、辅助医疗机构运行等，可以为居民、医疗服务机构、科研机构、医疗保险机构、公共健康管理部门等机构服务。作为一种高附加值的信息资产，医疗健康大数据的建设与应用是一项重要课题。下面我们从医疗健康大数据的应用主体出发，对医疗健康大数据的应用场景进行具体分析，如图 13-1 所示。

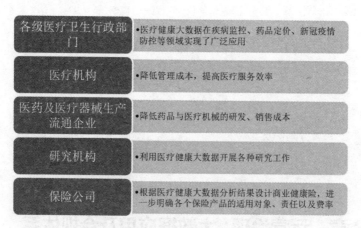

图13-1　医疗健康大数据的五大应用场景

◆各级医疗卫生行政部门

相较于一般的大数据，医疗健康大数据的敏感度更高，与社会公共利益和国家安全紧密相关，需要由政府统一管控。因此，无论国家级还是地区级的健康医疗中心建设都要交给所在地的政府及医疗卫生行政部门负责。在建设过程中，地方政府或医疗卫生行政部门要与中国健康医疗大数据产业发展集团、中国健康医疗大数据科技发展集团、中国健康医疗大数据股份有限公司密切合作。待健康医疗中心建设完成后，地方政府或医疗卫生行政部门通过授权的方式将健康医疗中心的数据运营工作交给专业的企业或机构负责。

站在数据运营公司的角度看，健康医疗中心建设对政策有着严重依赖，前期需要投入巨额资金，而且利润空间比较小。但健康医疗中心可以为数据运营公司提供丰富的数据，而且有政府背书，各项业务可以顺利开展，为企业构建完整的产业链奠定了良好的基础。

目前，关于各级医疗卫生行政部门如何利用医疗健康大数据，现行的监管法规与政策都没有做出明确规定。在实践中，医疗健康大数据在疾病监控、药品定价、新冠疫情防控等领域实现了广泛应用。总体来看，各级医疗卫生行政部门还没有形成数据使用习惯，对医疗健康大数据的需求过少，难以对医疗健康大数据产业链的发展形成强有力的支撑。

◆ 医疗机构

医疗机构应用医疗健康大数据的核心诉求是降低管理成本，提高医疗服务效率。在信息化建设的大背景下，医疗机构必须顺应趋势，围绕医疗健康大数据的收集、保护、存储、交流创建完善的体制机制。随着《关于印发电子病历系统应用水平分级评价管理办法（试行）及评价标准（试行）的通知》等文件相继出台，医疗机构对系统集成服务的需求快速增长，为数据运营公司带来了很多合作机会。

◆ 医药及医疗器械生产流通企业

医药及医疗器械生产流通企业的核心诉求是降低药品与医疗器械的研发、销售成本。药品与医疗器械研发要按规定进行，经过多年的探索与实践已经形成了一套相对完整的流程。从本质上看，药品与医疗器械研发就是通过对药品或医疗器械的使用数据进行分析，对产品的安全性与有效性进行论证。即便是研发仿制药，也必须进行临床试验获得相关数据，不能借鉴同类型药物的使用数据。

在阿里巴巴公司与华山医院的合作项目中，阿里巴巴公司利用阿里云平台为华山医院提供计算能力，华山医院将基因组学、临床医学数据传输至阿里云平台模拟进行临床试验，利用云计算技术构建模型并进行分析，对药物在人体内的代谢规律进行模拟，为药品研发提供辅助。

除此之外，医疗健康大数据还可以应用于药品与医疗耗材流通环节。

药品及医疗器械销售流通企业通过对药品与医疗耗材的流通数据进行分析，可以准确掌握药品与医疗耗材的使用情况和价格水平，甚至可以对药品与医疗耗材需求做出准确把握。

◆研究机构

研究机构主要利用医疗健康大数据开展各种研究工作，因为这些机构大多拥有强大的数据分析能力，只是缺少高质量、高精度的数据来源。数据运营公司可以向研究机构出售高质量的医疗数据获利，这样一来，研究机构就成为数据运营公司的客户，在整个医疗数据产业链中占据中下游地位。

但研究机构的科研成果最终要为市场服务。如果无法形成数据驱动的临床科研、医药研发、器械生产、分级诊疗、健康养老、医养结合的产品，随着医疗健康大数据研究热潮逐渐冷却，研究机构对医疗健康大数据的需求也会大幅减少。

◆保险公司

保险公司可以根据医疗健康大数据分析结果设计商业健康险，对地区的疾病发病情况、医疗机构的诊疗水平做出精准把握，对消费者需求做出准确了解，进一步明确各个保险产品的适用对象、责任以及费率。保险公司与研究机构一样，拥有强大的数据分析能力，但是缺少高质量的数据来源。因此，保险公司也可以作为数据运营公司的客户，与数据运营公司合作获取需要的数据，并向数据运营公司支付一定的费用。

医疗大数据产业的运营模式

经过多年的探索与实践，我国医疗健康大数据产业逐渐形成了两种运营模式，一种是以医疗机构为主导的运营模式，一种是以地方政府为主导的运营模式，具体分析如下。

◆ 以医疗机构为主导的运营模式

医疗机构贡献了大量医疗数据。在早期的医疗健康大数据的合作实践中，医疗机构会直接与数据运营公司签订合作协议，约定以下内容，如表13-1所示。

表13-1 医疗机构与数据运营公司约定的四大内容

序号	约定的内容
1	医疗机构授权数据运营公司对医疗机构产生的所有医疗数据进行收集、整体、存储与分析。
2	数据运营公司根据医疗机构的医疗数据搭建医疗健康大数据平台，对医疗健康大数据平台进行设计、运营与维护。
3	数据运营公司利用数据平台为医疗机构提供数据服务，医疗机构利用数据平台为患者提供互联网医疗服务，服务内容包括远程诊疗、电子处方、电子病历共享、诊后随访、双向转诊、在线医嘱、分级诊疗等。
4	数据运营公司按照相关法律法规的要求，对收集的上述医疗数据进行商业化开发与使用，实现医疗数据的商业价值，并获取相应的收益。

因为单个医疗机构能够获取的医疗数据有限，再加上相关的政策法规不完善，导致这种运营模式在使用过程中经常发生纠纷，例如医疗数据的所有权归属不明，医疗机构是否有权授权数据运营公司进行医疗数据的收集与开发存在争议。在这种情况下，数据运营公司逐渐放弃了这种运营模式。

◆ 以地方政府为主导的运营模式

随着国家政策不断调整，相关的法律法规不断完善，医疗健康大数据的合作模式也发生了一定的改变，这种变化主要发生在2016年之后。2016

年，医疗健康大数据中心与产业园建设国家试点工程正式启动，试点省市陆续出台了相关的法规政策，为医疗健康大数据的应用做出了明确指引，正式开启了以地方政府为主导，兼顾与数据运营单位合作的模式。

以地方政府为主导的运营模式，具体的操作步骤如表13-2所示。

表13-2　以地方政府为主导的运营模式的操作步骤

序号	操作步骤
1	数据运营公司与地方政府或地方政府授权的主管部门签署《战略合作协议》，获得数据运营的授权，搭建医疗健康大数据平台。
2	数据平台接入地方医疗机构，获取医疗数据，由数据运营公司负责对医疗数据进行分类、整理与存储，保证数据安全，防止数据泄露。
3	数据运营公司向地方医疗机构与患者提供数据服务，搭建全民健康信息平台，对地方行政区域内的数据资源进行统一管理，促使各类数据资源实现共享，促使医疗健康与互联网相结合，提供相应的应用服务。
4	数据运营公司根据客户要求对相关的医疗数据进行脱敏、清洗与处理，将数据处理结果生成书面文件提交给客户，并收取咨询费，从而获取收益。
5	数据运营公司要接受地方政府及地方政府授权部门的监管与指导。

据统计，我国借助以地方政府为主导的合作模式在医疗健康大数据领域开展了很多重大合作项目，一些代表性项目如表13-3所示。

表13-3　地方政府主导的典型合作项目

序号	时间	合作项目
1	2018年7月	万达信息与宁夏回族自治区卫生和计划生育委员会、宁夏回族自治区中卫市人民政府、宁夏数据科技股份有限公司签署了西部医疗健康大数据中心项目战略合作协议，合作各方充分利用自身的优势资源及影响力，共同建设"西部医疗健康大数据中心项目"。
2	2019年2月	天津市卫生健康委员会、武清区人民政府与浪潮集团签署战略合作协议，三方共同建设发展天津健康医疗大数据，建设天津市"健康云"，推进天津市健康医疗大数据创新应用和产业发展。

续表

序号	时间	合作项目
3	2019 年 6 月	微医与银川市卫健委签署"互联网+ 医疗健康"战略合作协议，以互联网、大数据、人工智能为驱动，探索基于数字化的健康共同体，打造银川互联网+ 医疗健康2.0 阶段。
4	2019 年 9 月	德华安顾人寿保险有限公司与浪潮集团签署战略合作协议，双方将在健康医疗大数据应用、健康管理、慢病防治等领域开展全面合作与实践。
5	2019 年 11 月	深圳市卫生健康委员会与深圳大数据研究院签署战略合作框架协议，约定由卫健委向研究院提供深圳市医疗卫生相关数据，用于开展医疗数据结构化处理、高危人群智能筛查和早期风险预测预警以及人工智能医学影像辅助诊断合作。
6	2019 年 11 月	浪潮集团与百度智慧签署战略合作协议，基于大数据、人工智能、云计算、物联网、移动互联网构建健康医疗服务新模式、新业态，加快"人工智能+ 健康医疗"应用和服务落地，赋能健康医疗产业链，为山东新旧动能转换、医养健康产业发展注入新活力、提供新引擎。
7	2020 年 1 月	微医集团与福建移动签署全面战略合作协议，在5G 智慧医疗、智慧养老、基础通信服务、云服务、家庭多屏互动业务等领域全面合作，携手共建三医联数字化平台，加快打造"互联网+ 医疗健康"大背景下的跨行业合作标杆，共同推动数字健康服务升级。
8	2020 年 3 月	武汉大学社会保障研究中心与腾讯达成战略合作，成立"武汉大学－腾讯大数据与健康保障联合实验室"，打造国家级产学研协同创新平台，通过大数据推进智慧医保精细化管理和科学决策。

数据收集环节的合规要求

医疗健康大数据产业涉及数据收集、存储、分析与应用等多个环节，各个环节都要满足个人信息保护、网络安全、医疗健康大数据管理的要求。下面先对数据收集环节的合规要求进行分析。

医疗健康大数据汇聚了大量个人健康医疗数据，而个人健康医疗数据属于个人信息，包含个人隐私。因此，医疗机构收集个人健康医疗数据，将数据上传至互联网数据运营平台的过程，必须遵循《信息安全技术—个人信息安全规范》（GB/T 35273–2020，以下简称"《个人信息安全规范》"）

等法律法规的要求。在数据收集环节，医疗机构与数据运营公司要积极承担以下责任。

◆数据获取渠道合法

根据《中华人民共和国网络安全法》第四十一条规定，网络运营者收集、使用个人信息，应当遵循合法、正当、必要的原则，公开收集、使用规则，明示收集、使用信息的目的、方式和范围，并经被收集者同意。医疗机构与数据运营公司在收集个人医疗数据的过程中，切忌使用欺诈、诱骗、误导的方式。

◆数据收集的最小必要原则

根据《人口健康信息管理办法（试行）》第八条规定，责任单位应当按照"一数一源、最少够用"的原则采集人口健康信息，避免重复采集、多头采集。并且，医疗机构与数据运营公司采集的个人医疗数据必须与医疗服务的业务功能有关，不能盲目采集。

◆制定个人医疗数据信息保护制度

个人医疗数据收集者要制定信息保护制度，对收集使用信息的业务类型、信息收集方式、信息存储期限、法律责任、信息出境、信息主体权利的行使以及信息安全等事项做出明确规定。

◆信息主体授权的例外

如果出现以下情形，医疗机构或数据运营公司收集个人的医疗数据无需获取授权，如表 13-4 所示。

表13-4　医疗机构或数据运营公司无需获得授权的几种情形

序号	具体情形
1	与国家安全、国防安全直接相关的。
2	与公共安全、公共卫生、重大公共利益直接相关的。
3	与刑事侦查、起诉、审判和判决执行等直接相关的。
4	为维护信息主体或其他个人的生命、财产等重大合法权益，但无法获得信息主体的授权。

◆个人健康医疗数据合规的特殊要求

在个人健康医疗数据收集与使用的合规性方面，我国现行的法律法规没有做出具体规定。在实践过程中，医疗机构与数据运营公司大多参照我国个人信息保护的一般性规定来开展个人医疗数据的收集与使用，保护对象是个人数据，并不是个人健康医疗数据，这种方式存在一定的漏洞，无法有效保证个人健康医疗数据的安全。

因为个人健康医疗数据比较特殊，所以相关部门需要制定有针对性的规范体系。在这个过程中，相关部门要参照国际标准化组织制定的《信息安全管理体系标准》（ISO-27001）与欧盟制定的《通用数据保护条例》（GDPR），尤其是《信息安全管理体系标准》。在这些文件的指导下，我国医疗健康大数据合规管理体系将更加科学完善。

数据存储环节的合规要求

无论医疗机构向互联网数据运营平台传输数据，还是互联网数据运营平台向下游客户提供服务，都要以互联网为媒介。在数据传输的过程中，数据运营公司必须遵守网络安全监管和医疗健康大数据管理的相关要求，具体内容如下。

◆ 硬件要求

根据《关键信息基础设施安全保护条例（征求意见稿）》第十八条规定，卫生医疗行业的关键信息基础设施主要包括网络设施和信息系统。数据运营公司要按照《中华人民共和国网络安全法》中与关键信息基础设施有关的条例，保护好关键信息基础设施的安全。设施运营人员每年要对网络系统的安全与可能面临的风险进行评估，可以自行评估，也可以委托网络安全服务机构进行评估，并将评估结果与改进方案报送负责关键信息基础设施安全的部门。

2021 年 7 月 31 日，我国发布《关键信息基础设施安全保护条例》，为关键信息基础设施安全保护工作做出了全面指导，未来将有更多更具体的规范性文件发布，指导关键信息基础设施安全保护工作更好地开展。

◆ 实行分级保护

《中华人民共和国网络安全法》第二十一条对国家网络安全等级保护制度做出了明确规定，要求网络运营者按照此要求履行安全保护义务。同时，国家针对网络安全出台了一系列具体的标准规范，其中就包括《网络安全等级保护基本要求》（GB/T 22239–2019），要求落实网络安全的分级保护制度。

在此情况下，医疗健康大数据运营公司应当严格按照与网络安全分级保护有关的国家规范与技术标准，确定数据的安全保护等级，优化数据系统设计，使用符合国家规定的信息技术产品与网络安全产品，定期测评，针对可能发生的网络安全事件制定处理预案，并前往公安机关备案。

◆ 实行分级存储，第三方需授权

按照《人口健康信息管理办法（试行）》的相关规定，人口健康信息指的是依据国家法律法规和工作职责，各级各类医疗卫生计生服务机构在服务和管理过程中产生的人口基本信息、医疗卫生服务信息等人口健康信息。这些信息需要按照国家规划交由责任单位进行分级存储，不能存储到境外服务器中，也不能租赁使用境外的服务器存储信息。

如果责任单位委托其他机构存储人口健康信息，委托单位要承担起保护人口健康信息安全的责任；受委托的存储机构与运维机构也要履行自己的责任，为人口健康信息管理提供技术支持，保证人口健康信息的采集、开发与利用符合相关的法律法规。从概念上看，人口健康信息与医疗健康大数据的重合度比较高，第三方运营平台如果想利用、存储医疗健康大数据必须先获得授权，这种模式与以地方为主导的模式如出一辙。

数据分析与应用的合规要求

医疗健康大数据的分析与应用和医疗健康大数据的存储相同，都要符合网络安全监管与医疗健康大数据管理体系的要求。在这个环节，数据运营公司与医药公司、研发机构、保险公司等下游客户要遵循以下合规要求，如图 13-2 所示。

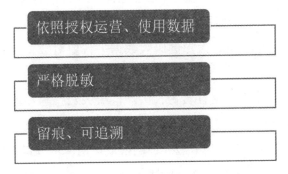

图13-2 医疗健康大数据分析与应用需遵循的三大要求

◆依照授权运营、使用数据

目前，我国很多省市都出台了医疗健康大数据开发应用规范，对医疗健康大数据的授权使用问题以及医疗健康大数据的合作模式做出了明确规定，确定医疗健康大数据的运营、使用要采取以地方政府为主导的合作模式。

◆严格脱敏

医疗健康大数据的脱敏不仅要对医疗健康大数据中的敏感信息进行不可视化处理，还要做到无法通过医疗健康大数据倒推出个人信息。例如，某医院的数据库记录了 100 名患者，其中有 50% 的患者的籍贯是北京市，之后新增一名患者，北京籍患者的比例增长到了 50.5%，就可以推测出这名患者的籍贯是北京市。为了防止出现这种情况，医疗健康大数据公司应当建立标准化制度，利用算法等工具对数据进行脱敏处理。

◆留痕、可追溯

根据《人口健康信息管理办法（试行）》第十八条规定，责任单位应当建立痕迹管理制度，任何建立、修改和访问人口健康信息的用户，都应当通过严格的实名身份鉴别和授权控制，做到其行为可管理、可控制、可追溯。想要做到这一点，医疗健康大数据平台要对数据库访问情况进行留档。

作为一种重要的战略性资源，医疗健康大数据与国家战略安全、群众生命安全和隐私保护安全密切相关。医疗健康大数据的发展与应用对医疗技术革新、医疗体制改革有着积极的推动作用，可以切实提高人民群众的健康水平。但由于我国与医疗健康大数据有关的法律法规还不完善，相关的法律体系尚未建立，所以各市场主体在应用医疗健康大数据时要秉持"审慎从严、合理利用"的原则，提高医疗健康大数据应用的规范化程度，推动医疗健康产业稳定发展。

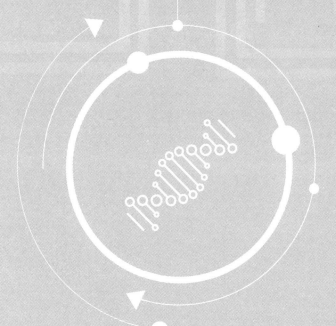

第五部分
医疗物联网

第 14 章　万物智联：物联网引领医疗智能化

物联网赋能智慧医疗创新

当人们的基本生活需求得到满足时，就会越来越关注自身的健康，并提高对医疗卫生服务的要求。物联网在医疗行业的应用既能够为人们提供优质的医疗服务，还能促进医疗健康产业的发展。

物联网与医疗行业的结合拥有良好的发展前景。物联网技术在医疗领域的应用能够提高医疗服务及医院管理的智慧化水平，提高医院对医疗设备、信息、安全方面的管理能力，为医疗平台的运营提供强有力的支撑，改进总体的医疗服务水平，降低医疗风险。

在智慧医疗发展过程中，最重要的是依靠技术手段促进病人与医疗机构、医护人员及医疗设备之间的互联互通。在智慧医疗领域，物联网技术发挥着关键性的作用。从根本上来说，物联网作为一种网络技术，是利用射频识别技术（RFID）、数据处理技术、传感器技术、地理定位技术、网络技术、无线通信技术等对医疗行业进行智能化管理，促进整个行业实现信息沟通和共享，提高医疗管理的效率与反应速度。

◆医疗物联网关键技术

（1）传感器技术

智慧医疗的发展离不开对传感器技术的运用。医生能够利用传感器技术获取病人的生命体征数据，加强对整个医疗过程的管理，争取获得最佳的治疗效果。此外，传感器技术还能在药品管理的各个环节应用。

（2）射频识别技术

作为传感技术的一种，射频识别技术能够及时读取信息，用于药品、医疗物料的长期管理。具体来看，射频识别技术在医疗物料管理领域应用，可以使用内置传感技术的芯片记录物料产品信息，并与医院的信息管理系统相连，方便对后期的物料信息进行管理与追踪。

为了提高老年人独立生活的能力，部分企业及科研机构在射频识别传感应用领域积极展开了布局。在具体研发过程中，研究人员利用射频识别技术与传感技术，对人的活动状态进行识别与监控，为老年人提供日常监测与及时救助服务，通过这种方式应对因老龄化产生的对医疗服务的大量需求。

（3）嵌入式系统技术

嵌入式技术的覆盖范围比较广，实现了对传感器技术、电子应用技术、计算机硬件技术、集成电路技术的综合应用。嵌入式软件在与物联网中间件技术、数据系统、互联网系统综合应用的过程中，会产生许多移动标签与阅读器，形成一个包含众多信息的、综合的物联网系统。

（4）GPS 全球定位系统和 GIS 技术

医药企业能够利用地理信息系统获取药品、物料的地理空间数据，并进行数据分析，运用全球定位系统追踪药品的实时位置，促进供应链系统内的信息流通与共享。

◆**物联网赋能智慧医疗创新**

物联网技术的应用能够促进医疗行业的智能化升级，其作用主要体现在以下几个方面，如图14-1所示。

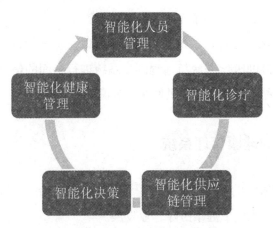

图14-1 物联网赋能智慧医疗创新的五个方面

（1）智能化人员管理。对病人进行智能追踪与安全管理，记录其出入信息；对医护人员进行智能管理，对新生儿进行智能管理。加强新生儿安全管理，对出入产妇病房及婴儿室的人员进行信息审核与确认，如果出现误抱或偷抱情况，系统会报警提示。及时检测新生儿的身体健康指数，避免发生安全问题。

（2）智能化诊疗。通过物联网通信和应用平台，在就诊过程中的各个环节实现智能化操作，具体包括挂号、诊断、检验、住院、治疗、康复、费用结算等。

（3）智能化供应链管理。对包括医疗器材、药品等在内的产品进行全方位的供应链管理，承担产品的供应、分拣、运输等任务。在这个方面，物联网技术能够应用到供应链管理的各个环节。产品流通由多个企业负责，企业可以利用物联网追踪货物的位置及实时动态，提高反应速度。以药品管理为例，物联网技术的应用能够以智能化的方式对药品生产流程、市场运营、患者用药情况进行全方位把握。

（4）智能化决策。基于物联网的数据平台方便医疗行业从业者进行信息查询、数据挖掘，通过数据分析与深度处理为其决策制定提供参考。企业也可以利用这个平台进行信息存储与统一管理。

（5）智能化健康管理。物联网的应用可以对患者的日常生活进行智能化管理，利用自助医疗平台与远程医疗系统进行全面的信息搜集，促进医疗资源优化配置，在为患者提供便捷服务的同时降低医疗成本。

基于物联网的健康管理系统

健康医疗领域的数字化改革颠覆了传统的患者治疗、健康监测与健康管理方式，带动了整个健康医疗产业发展。

近年来，越来越多的医疗机构开始对传统的医疗保健方案进行调整与改革，通过采用新型医疗保健解决方案优化治疗服务，加强成本控制，精简工作流程，推动整个行业向智能化、数字化方向发展。

健康医疗行业的变革具体表现在对可穿戴设备、智能设备、移动应用、电子病历、生物传感器、虚拟助理、网络医疗服务平台的应用上。相较于传统医疗，数字化医疗可以优化诊疗过程，改进诊疗服务，实现智能化的数据处理。不仅如此，借助先进的技术手段，医疗机构能够对病人的生命体征实时监测，提高诊断结果的准确度，实现自动化决策。

◆可穿戴设备

可穿戴设备优化了人们的健康管理体验。它能够将信息发送到移动终端，在进行数据分析的基础上解读用户的各项体征数据，取代以往的重型医疗设备采集信息，对信息进行深度处理。

美国旧金山知名调查机构 Grand View Research 预测，到 2022 年，"物联网+医疗保健"的市场规模将增加至 4099 亿美元；美国第三方市场研究机构 Technavio 发布的数据显示，2020 年物联网在全球医疗行业应用的年复合增长率达到了 37%。

很多医疗机构及相关企业都在智慧医疗领域展开了布局，纷纷推出新型智能医疗产品，具有代表性的包括智能药丸、注射胰岛素的智能注射笔等。产品层面的技术应用与创新能够优化诊断流程，提高治疗效果，帮助患者减轻痛苦。例如，用于治疗支气管哮喘疾病的智能吸入器已经作为标准化设备被应用到这类疾病的治疗护理中，极大地提升了患者的治疗体验。除此之外，智能产品还能在医疗保健领域得到广泛应用，例如设备监控、实时健康管理、术后康复护理等。

◆生物传感器

在医疗数字化改革过程中，生物传感器发挥着关键性作用。生物传感器能够收集多种医疗信息，经由无线网络把这些信息发送到网络平台或移动终端。医护工作者利用生物传感器，能够随时随地获知患者的身体健康情况，改进患者的治疗方案。用户也可以利用生物传感器对自身的运动状态、睡眠情况等进行全面把握。具体来看，生物传感器的功能主要表现在以下三个方面，如表 14-1 所示。

表14-1 生物传感器的三大功能

序号	功能
1	采集患者的血压、血糖、血氧、心率、脉搏等体征数据，当患者的健康状况出现问题时，传感器可以向医生及其家人发送提示信息。
2	准确感知用户身体健康情况的变化，适用于健康管理，能够为同时患有多种慢性疾病的用户提供良好的健康管理服务。
3	及时获取患者的健康数据，让医生对患者的健康情况有全面的把握，降低患者出现并发症的可能。

生物传感器采集到的数据来源于患者本身，且处于持续更新状态，比患者在就诊期间提供的临时信息更具有参考性，可以如实还原患者接受临床治疗期间的数据变化。

◆患者健康门户

对医疗机构来说，面向患者的健康门户网站正在发挥越来越重要的作用，其运行能够简化操作程序，提升服务质量，例如通过线上预约帮助医生和患者节约时间，提高诊疗效率。具体而言，病人可以通过健康门户网站与医生进行线上交流，接收检查结果，还可以线上付费，并与其他病人互动，学习健康知识等。

◆机器学习应用程序

机器学习在许多领域都发挥着重要作用，医疗保健行业也不例外。机器学习应用程序能够促进医疗机构完善服务体系，实现对海量数据的高效处理，迅速分析医疗记录，提高治疗效果。

例如制药企业可以将机器学习应用到药物研发过程中，医疗机构可以用机器学习应用程序加快临床试验进程，提高决策效率。而在传统模式下，因为医生的信息处理能力有限，难以迅速完成决策制定工作。

另一方面，传统的决策方式容易失误。智能数据分析则能够采用合适的算法，在短时间内完成对海量数据的深度分析，解决信息不对称问题。当数据来源不断增多时，医生与专家就更需要采用智能数据分析技术进行高效的信息处理，为决策提供精准的数据参考。

目前，机器学习在医疗保健领域的应用仍处在早期探索阶段。未来，随着机器学习的应用范围及应用深度地不断拓展，医疗机构将推出个性化的诊疗服务，改革传统的临床护理方案。

◆基于区块链的医疗应用

区块链技术不仅能够在金融行业发挥作用，还能在其他领域实现其应用价值。医疗行业也可以选择与之相符的应用程序，通过应用区块链技术促进自身发展。

医疗机构通过运用区块链技术可以提高数据存储的安全性，降低交易风险，实现不同机构之间的数据共享，保证数据记录的稳定性。

目前，医疗行业已经引进了区块链技术并将其应用到很多场景中。以美国一款电子病历软件——MedRec为例，用户可以通过这款软件建立只属于自己的健康档案信息，实时监控病人的体重、身高、血糖水平等，跟踪病人的病史，保存病人医生的联系方式，以便于及时就医。

MedRec致力于提高医疗数据存储的安全性，减少通信干扰。为了达到这个目的，该项目引进Ethereum智能合同，同时创新数据管理方式，在对访问者进行身份验证后才对其开放数据资源，并通过记录其身份信息保证验证方式的稳定性。

综上所述，医疗保健行业在改革过程中推出了许多新产品、新技术，并积极采用数字健康解决方案对传统的患者治疗、健康监测与健康管理方式进行改革。

物联网在医疗领域的应用优势

近年来，快速发展的物联网在诸多领域得以应用，并取得了突出成就。提起物联网，多数人会想起智能工厂、仓储业、制造业等。事实上，除了这几个行业之外，医疗保健领域也是物联网应用的重点。那么，物联网的应用从哪些方面促进了医疗保健领域的发展呢？如图14-2所示。

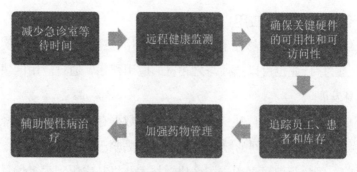

图14-2　物联网在医疗领域的六大应用

◆减少急诊室等待时间

在急诊室外排队等待是一件十分考验候诊者的耐心的事情，某些情况下，患者可能需要等待几个小时才能获得所需的诊疗服务，这无疑增加了患者的就医成本。在这方面，纽约市西奈医疗中心利用物联网技术，将住院患者候诊时间缩减了一半。该医院联手 GE 医疗集团打造了 AutoBed 项目，利用物联网对医院病房的入住情况进行分析，据此判断病人的医疗需求，有效减少了患者等候就诊的时间。

◆远程健康监测

物联网在医疗保健领域应用最多的场景就是远程健康检测与远程医疗。很多时候，远程健康检测能够让患者无须到医院就能解决自身存在的身体健康问题。这种方式能够节省医疗成本，节约就诊时间，让人们在家中就能获取高质量的医疗服务，享受更优质的生活。

◆确保关键硬件的可用性和可访问性

目前，包括硬件及软件在内的很多医疗设备在医院运行过程中发挥着越来越重要的作用，部分设备的正常运行甚至关乎患者的生命安全。但作为电子设备的一种，医疗设备在运行过程中也可能因为停电等原因出现意外，给病人的身体健康甚至生命造成威胁。飞利浦利用物联网技术开发的e-Alert项目致力于对医院的各类设备进行监控，在设备因故障问题停止运转前让相关人员了解具体情况，及时采取应对方案。

◆追踪员工、患者和库存

所有医疗机构、医院都非常注重安全问题。为了尽可能保证安全，医疗机构与医院必须对所有员工、病人、设备等进行全方位追踪与监管。如果医院规模不大，可以采用传统人工监管方式实现，但如果医院拥有一定的规模，工作人员及患者的数量较多，就难以通过传统方式进行追踪监管。这类医院或医疗机构应该利用物联网实时定位系统强化资产监管，以低成本的方式对医院内部的资产及活动进行高效管理。

◆加强药物管理

物联网在医疗保健领域的创新应用集中体现在药物管理方面。在具体应用过程中，药物内置的微信传感器能够对患者手上的腕带或其他外部设备发射无线信号，通过信号接收确认药物服用量符合医生的要求。这种药物管理方式能够及时提醒患者按时服药，避免患者在药物服用环节出现差错。此外，患者也可以利用智能手机进行信息追踪，了解药物的相关信息，根据提示内容调整自己的生活习惯。

◆辅助慢性病治疗

慢性病患者对诊疗服务存在很大的需求。目前针对慢性病治疗的技术及设备已经在互联网技术的支持下取得了飞跃式发展。研究者将移动互联网、医疗分析技术、可穿戴技术融为一体，推出一些为慢性病患者提供治疗服务的新型设备。例如Fitbit移动电子医疗设备能够通过物联网对用户的生命体征进行感知与识别，并将其发送给医生，用于治疗用户的慢性病。HealthNet Connect 公司针对糖尿病患者推出管理服务方案，旨在提高患者的治疗效果，帮助他们减少医疗支出，目前已经在实验中体现出了实用性价值。

第 15 章　物联网在智慧医疗领域的场景落地

医疗器械与药品的监控管理

目前，世界范围内许多国家都面临着日益严峻的人口老龄化问题。为了给老年人提供必要的护理服务，这些国家积极采用射频识别、全球定位、蓝牙技术等，在移动医疗领域进行布局，有力地促进了物联网在医疗行业的应用。

医疗机构利用依托射频识别的可视化技术，能够提高全过程运营的安全性，强化成本控制，在医疗器械及药品运作的各个环节进行实时追踪与管理，实现对药品与设备研发、生产、运输、应用等所有环节的监管，减少公共医疗安全问题的出现。

具体而言，医疗机构可以将物联网技术应用到以下几个细分领域，如表 15-1 所示。

表15-1　物联网在医疗细分领域的应用

应用领域	具体应用
医疗设备与药品防伪	无论药品还是医疗器械都有专属的卷标，用于查询产品相关信息与防伪。医疗机构可以利用卷标功能区分假冒伪劣产品。具体而言，医疗机构需要用公共数据库来储存与管理药品信息，在检验药品真伪时，将产品卷标与数据库中储存的信息进行对照分析。
全程实时监控	医疗机构可以利用射频识别标签对药品进行全过程监管，利用读取器对药品研发、药品生产、药品包装等环节所有与药品相关的信息进行识别，在此基础上将相关数据发送到数据库，实现对流通过程中所有中转环节的追踪与管理。
医疗垃圾信息管理	为了确保医疗垃圾按照规定进行处理，医院之间、医院与运输公司之间要实现信息互联，利用射频识别技术打造医疗垃圾管理系统，对医疗垃圾从产出到最终抵达处理方的各个环节进行追踪。

数字化医院与医疗信息化

在医疗信息管理领域，物联网的应用价值十分突出。目前，医院在数字化改革的过程中主要从身份识别、病案识别、样品识别等方面优化自身的信息管理系统，具体表现在以下九个方面，如图 15-1 所示。

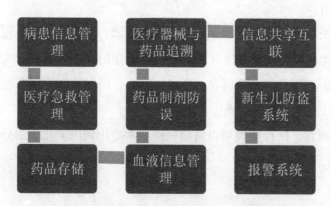

图15-1　医院信息化管理系统优化的九大层面

◆病患信息管理

医生在设计治疗方案时要参考患者的医疗检查结果、治疗记录、遗传病史、药物过敏记录等，病患信息管理能够为其提供全面的信息。另外，通过实施病患信息管理，医护人员能够了解与把握患者的生命体征，根据患者当前的病情为其提供相应的药物，并按照预定时间巡查、发药。

◆医疗急救管理

如果出现紧急情况，医护人员难以与患者家属取得联系，可以利用射频识别技术，迅速对患者的身份信息进行检索与识别，提取患者的姓名、年龄、病史记录、家属成员、联系方式、血型等信息，及时为患者办理入院手续，为其提供紧急医疗救助，避免因为手续问题耽误诊治。

救护车内配备的网络视讯设备，能够将车内患者的相关情况及时传送给急诊室，以便急救人员做好准备，在患者抵达医院后第一时间为患者提供抢救服务。对于居住在偏远地区的患者，医护人员还可以通过远距医疗影像系统实施远程救助。

◆药品存储

利用射频识别技术进行药品存储、信息核对，可以代替传统模式下的纸质记录与人工检验，及时补货，迅速完成药品召回，在不同药品、不同剂量、剂型之间进行有效区分，提高药品管理效率，避免药品缺货。

◆血液信息管理

在传统模式下，医院多采用条形码进行血液管理，但条形码的信息容量有限，且必须采用接触式识别方式。用射频识别技术代替条形码进行血液管理，能够以非接触方式进行血液识别，可以在简化信息采集流程的同时减少血液污染的概率。

◆药品制剂防误

针对配药、取药环节的操作建立防误机制，以信息化的方式对包括制定药方、药品调剂、药品发放、患者用药、效果检验、库存管理、药品供应等环节在内的操作进行管理，核对患者服用的药品类型，储存药品流向信息，保证用药的精准性，避免因人为失误引发安全问题。

◆医疗器械与药品追溯

在药品与医疗设备出现质量问题后，对其基本信息及使用者的身份信息进行保存，并根据产品流向锁定这批产品涉及的病人群体、后续问题发生的地区、未投入使用的产品所在地区等，寻找出现质量问题的产品与使用者，对尚未启用的产品进行追踪监管，及时进行事故处理，对药品与医疗器械进行追溯。

◆信息共享互联

促进医疗行业内部的信息共享，建立成熟、完善的综合医疗网络系统。在核查医生身份后，允许其搜索病人的基础信息与保险资料。病人可以根据自身需求与医院、医生对接。此外，基层医疗部门可以与中心医院进行信息的互联互通，接收专家意见，帮助病人转诊，并参与专业培训。

◆新生儿防盗系统

人员来往频繁的大型综合医院要建立集母婴识别管理、信道权限授予、婴儿防盗系统于一体的综合信息系统，加强对外来人员的管理。医院要为每个新生儿发放专属的腕带，利用射频识别技术将婴儿与母亲的身份连接起来，通过两者之间的信息匹配来检验是否存在错抱的情况，加强对新生儿安全的保障力度。

◆报警系统

对于住院的患者、医院内的医疗器械、贵重物品、对环境要求严苛的药品、实验物品等，医院都要安装报警系统来加强监管，避免病人擅自外出及医院内的物品遗失，或者珍贵药品、实验物品被破坏。

物联网自动化远程监护

利用基于互联网技术的远程医疗监护系统，医生能够根据患者的具体情况为其提供及时、有效的会诊与监护服务。最初开发远程医疗监护的目的，是为了让患者在自己家中也能获得所需的医疗监护服务。

很多人患有慢性疾病，这类疾病的治愈周期长，资金消耗大。很多慢性病患者不仅要接受手术治疗、高科技治疗，还要经历多次例行检查，甚至需要监护服务，这些项目都会增加医疗支出。

过去，远程医疗监护的价值集中体现在调节患者的日常生活方面。目前，在先进的远程医疗技术支持下，医生能够利用远程医疗监护系统传递医疗方案的相关信息，为患者提供及时的医疗救助服务。

在基层医疗领域，医疗机构可以通过无线与视频方式收集居民的日常健康信息，以医疗档案形式进行统一的信息管理，优化基层医疗服务；开展虚拟会诊，获得权威医院、专家的建议，进一步提升基层医疗服务的质量；发展远程继续教育服务，让基层医院的医务人员接受远程培训，提高其专业能力。

物联网技术能够应用到身份识别、地理定位、身体健康信息获取、病房例检、出入管理等领域。具体来看，医院可以利用物联网技术建立患者身份识别、患者安全管理、患者定位监护、患者身体健康数据获取、病房管理系统。通常情况下，住院患者需要佩戴专属的腕带。患者身份识别系统能够在患者办理住院手续后记录其身份数据。医护人员可以使用联网的电脑，对患者佩戴的腕带发出的信号进行智能化识别，核实患者身份。

物联网电子标签技术能够对一定区域内的患者进行身份识别与信息探测，这项技术可以应用于医院的安全管理领域，在患者佩戴的腕带掉落或者被擅自取下后发出报警信息。一般来说，医院会要求住院患者在监护区域内活动。如果患者不遵守医院的规定，在其经过监护区域出口时，其身份信息会被物联网探测器识别出来并发送到控制台的电脑上，提醒管理人员采取干预行为。

采用物联网技术的患者定位监护系统，能够对佩戴腕带的患者进行实时监护，让医院及时掌握患者的活动情况，据此为患者提供医疗服务。医院安装的物联网探测设备能够识别并接收到物联网腕带发送的信号，将患者的相关信息发送给医护人员，方便他们了解病人的需求。

健康数据系统通过体征监测设备，例如微型体温测量探头，利用物联网技术获取患者的身体健康信息，并根据数据分析结果判断患者的整体状态，让患者在独处时也能够获得相应的监护服务。如果患者的体征数据出现异常，该系统可以及时提醒医护人员前往患者所在病房，为其提供必要的医疗救助。

在传统模式下，医护人员必须长时间坐在护士台的电脑前进行任务处理，具体如记录医护信息、调用资料、审核患者身份、查询病人位置等，很多工作需要使用纸质文件进行信息记录，工作效率较低，容易失误。依托物联网技术的病房管理系统能够让医护人员利用移动端设备进行线上操作，实现移动办公，且以电子存储方式代替传统的纸质文件，节约操作时间，提高信息录入的准确率。

基于物联网技术的智能轮椅

对于行动不便的人来说，轮椅是一个非常重要的代步工具。近几年，随着生活水平不断提升，人们对轮椅的功能提出了很多新要求，也更加看重轮椅的外观与舒适性。在智能化背景下，相关企业开始尝试利用 AI、物联网等技术对传统轮椅进行改造，打造智能轮椅。从本质上看，智能轮椅与移动机器人类似，可以简单理解为在传统的电动轮椅上增加移动机器人技术，或者理解为在移动机器人身上增加一个座位空间。虽然理解起来比较简单，但事实上，智能轮椅涉及的智能技术非常复杂，包括导航定位、自动驾驶、摄像头识别、人机交互接口、传感器、自动避障等。

智能轮椅能够根据用户的指令将其运送到目的地，并在这个过程中保证用户安全。除了识别用户指令之外，轮椅在运动过程中还要识别并绕开途中的障碍物，并发挥导航作用。其运动机制与移动机器人的区别在于，轮椅并不是独立的，而是要与用户协同工作。

所以，轮椅设计过程要考虑到用户本身的需求，尽量提高轮椅操作的便捷性，保证其移动的安全性与乘坐的舒适性。另外，不同用户的身体能力不同，对轮椅的需求也不同。为了满足不同用户的需求，设计人员应该以模块化设计来增加轮椅功能的多样性，方便不同用户根据自身的身体能力选择与自己相匹配的功能模块。为了满足个别用户的特殊需求，设计人员还要给轮椅添加新的功能模块，这就要求轮椅的功能模块具备延展性。

目前，智能轮椅主要涉及以下几项关键技术，导航系统、人机交互接口、控制系统。

◆ 导航系统

智能轮椅的核心功能与普通轮椅一样，都是移动功能。因此，在智能轮椅的技术模块中，导航系统占据着核心位置。因为关于导航系统的研究起步较早，所以相关技术已经非常成熟，其中的关键技术包括自动定位技术、多传感器信息融合以及路径规划，如表 15-2 所示。

表15-2　导航系统的三大关键技术

技术类型	具体功能
自动定位技术	借助自动定位技术，智能轮椅可以利用自身配置的传感器明确自己所在的位置与姿态。目前，最常用的定位技术就是GPS定位技术。为了提高定位的精准度与可靠性，智能轮椅往往会采用综合定位的方法。
多传感器信息融合	智能轮椅在行驶过程中需要借助多个传感器获取外界复杂的环境信息，对获取的信息进行综合处理，判断周围的环境是否安全，是否符合通行标准，从而做出正确的决断。因此，对于导航系统来说，传感器的选择非常重要。为了尽可能全面地收集周围的环境信息，完成信息融合，技术人员会在智能轮椅上安装多种类型的传感器，例如红外传感器、超声波传感器、CCD[1]图像传感器等。
路径规划	智能轮椅的路径规划可以分为两种类型，一种是基于环境信息的全局路径规划，一种是基于传感器提供的信息的局部路径规划。智能轮椅在行驶过程中，需要对传感器收集到的数据进行综合分析，根据用户指令，结合已知信息，利用控制算法规划出一条最佳行驶路径。

◆人机交互接口

　　智能轮椅发展的终极目标是实现人与机器的和谐交互。在人机互动方面，人机接口是重要媒介，设计时需要从技术、心理、社会、经济、外观、功能等方面综合考虑。总体来看，人机交互接口的设计要满足两个方面的要求：在使用者方面，人机交互接口要支持使用者用最简单的方式传输命令，控制轮椅；在轮椅方面，人机交互接口要支持轮椅快速准确地理解用户的命令。只有做到这两点，智能轮椅才能实现"人机合一"。为了让不同身体状况的用户方便、灵活地操控轮椅，研发人员往往会在轮椅上安装多个接口，目前最常使用的接口技术包括语音控制、鹰眼系统、呼吸驱动、手势驱动、头部运动驱动等。

---

[1]　CCD全称为Charge-coupled Device，翻译为电荷耦合元件，是一种半导体器件，能够把光学影像转化为电信号。

◆控制系统

智能轮椅的控制系统要与外界环境相融合，在行驶过程中要实时感知周围的环境，尤其是道路状况、行人以及车辆情况等，实时做出决策，按照预先规划的路线，根据自身所处的位置以及行驶速度向机械装置模块发出指令，完成行进、转弯、避障等操作。在行驶过程中，控制系统必须快速解决问题、做出反应，而且要保证决策的正确性，只有这样才能保证用户安全，让用户获得舒适的操作体验。为此，智能轮椅设计人员必须加强对控制算法的研究。

基于射频识别技术的智能输液管理

输液是一种常见的疾病治疗手段，在很多疾病治疗的过程中，医护人员都要承担繁重的输液任务。如果输液环节出现问题，就会给患者带来严重危害。为了避免人为因素导致的治疗风险，医院可以利用物联网技术进行智能化的药品配置与安排，尽可能地避免输液环节出现差错。

在具体实施过程中要用到射频发射器、射频接收器及其他控制技术。其中，射频发射器要被植入到药物中，以无线传输的方式向射频接收器发送专属信号。所有住院的患者都要佩戴医院发放的腕带，每条腕带都有自己的编号，并通过控制中心与患者的个人信息连接在一起。患者在住院期间进行的所有检查、服用的所有药物、经过的每道治疗程序，都会记录在腕带编号之下。

在给患者配药时，医院的配置中心会在药物中植入射频发射器。医护人员给患者提供药品时，药品内装置的射频发射器会向其腕带上的射频接收器发送信号。信号的发送与接收情况能够帮助医护人员确认药品是否符合患者需要，避免出现人为配药失误的情况。

如果患者腕带上的射频接收器能够顺利接收信号，就表示医护人员提供的药物正确，会发出相应的确认提示；相反，如果射频接收器不能顺利接收信号，则说明药物匹配错误，这时发射器会将错误信息反馈给控制中心，并提示医护人员及时纠正错误。

传统的配药、信息储存及治疗过程容易出现差错，导致医疗事故频发，让医护人员承担巨大的工作压力，导致医患关系日益紧张。利用射频信号技术进行信息确认，则能够依托物联网对医疗过程中的各个环节实施智能化的信息管理，将所有信息发送到控制中心，并完整地记录下来，借助互联网建立数据集，利用技术手段对患者信息与大数据进行对比分析，在实践过程中逐步积累经验，不断提高治疗效果。

第16章　基于物联网的数字化医院解决方案

感知层：智能传感技术的应用

目前，很多领域都在进行数字化转型与升级。数字化革命给人们的日常生活、工作以及社会生产的方方面面都带来了影响。举例来说，智能手机能够连接蓝牙音箱播放音频，扫地机器人能够自动打扫卫生，智能手环能够实时收集用户的身体健康数据等。

医疗健康领域也在进行数字化革命，但在很长一段时间内都未取得突破式进展。

过去，医院的数字化改革主要聚焦在业务流程调整方面，且以单独的业务转型为主。在这种改革模式下，不同业务相互独立，难以实现数据资源的交互。在大数据、物联网、云计算等先进技术手段的推动下，医疗行业打造的整合平台与综合方案，能够促进医院进行全面、系统的数字化改革与升级。

医疗物联网为医疗卫生行业提供服务，基于射频识别技术、光学技术、压敏技术的应用，利用智能传感设备，促进了医疗信息处理系统、计算机系统、移动终端设备之间的数据沟通与共享，对各种信息资源进行了整合利用。

医疗物联网具备物联网的共性特征，是由感知层、传输层与应用层共同构成的。下面我们首先对医疗物联网的感知层进行简单分析。

在医疗物联网感知层，射频识别技术、光学技术、压敏技术得到了普遍应用。例如医院利用基于射频识别技术的智能手段来管理用户的基本信息与诊疗记录，并通过统一的服务器对患者的医疗数据进行存储。护理人员先利用掌上电脑（Personal Digital Assistant，PDA）对患者的相关信息进行识别与读取，在掌握了患者的具体情况（如患者的血型）之后，再为其提供具有针对性的医护服务。

针对正送往医院途中的病人，随行医护人员能够利用掌上电脑记录其具体病情与早期处理情况，再通过无线网将信息传递给医院，让医院尽早了解患者的医疗需求，提前做好接收准备。

目前，国内医院的医疗事故发生率不高，却极大地加剧了医患矛盾。针对这个问题，医院可以利用智能护理系统提高护理服务质量，避免发生安全问题。

例如，很多疾病在治疗过程中需要输液。每位护士需要同时负责多名患者的输液工作，且每个患者需要的药品类别、剂量、输液时间等都不相同。护士忽视其中任何一项，都有可能造成医疗事故。

智能护理系统的应用能够提高护士操作的准确性与规范化水平，降低失误发生率。而要实现这一点，就要在患者办理住院手续时为其发放具有专属性的智能腕带，用于记录患者的身份信息与基本情况，具体如患者所属科室、所住病房、床位等，以及医生开具的注射、输液、用药信息等。护士在输液时可以对腕带进行扫描，确认佩戴者所需的药品编码，确保各项信息准确无误后再输液，能够有效避免人为失误。

目前，DNA 传感器、pH 值传感器、湿度传感器等智能传感设备已经在医院及医疗机构得到了普遍应用。

传输层：无线网络技术的应用

在医疗物联网传输层，应用比较广泛的无线传输方式有 Wi-Fi 技术、蓝牙通信技术。其中，Wi-Fi 传输主要应用于电脑、手机通信，可以实现海量信息的高速传输；蓝牙通信技术主要应用于短距离通信，是一种低功耗服务，传输速度也很快。

在这方面具有代表性的是道一循室内导航系统。广州市妇女儿童医疗中心推出的移动应用程序使用了这项导航技术，支持患者利用手机App进行位置搜索并获取导航服务。道一循室内导航系统的应用不仅节约了医院的导航成本，还加速了整个服务系统的运转，可以让患者享受到更优质的服务。

广州市妇女儿童医疗中心在院内墙壁上装设了与该系统相匹配的iBeacon 蓝牙定位信标，支持用户使用智能手机的蓝牙功能进行定位。用户在首次使用App 时要下载地图数据，之后只需用离线方式就能正常启用导航功能，不必花费流量成本。

该导航系统的工作原理类似于用户用手机连接移动网络或Wi-Fi，基于北斗或GPS技术实现精准定位。该系统使用的是电磁指纹比对技术，其运行的稳定性不会受到网络信号的影响，因而比传统导航更具优势，实用性更强。另外，道一循公司在智能手机惯性导航技术应用方面也积累了丰富的经验，还实现了智慧型天线与蓝牙基站的结合应用。

应用层：驱动医院数字化转型

物联网的应用提高了医疗行业发展的智能化、数字化水平，推动了传统医疗向数字化医疗转型升级。数字化医院就是医疗物联网应用的集中体现。数字化医院实现了物联网技术在医疗领域的系统化应用，打通了医院的诊疗、管理与决策体系，推出了包括远程医疗在内的多样化的应用服务项目。

目前被列入国家卫生健康委员会统计范围的远程医疗服务包括远程会诊、远程病理诊断、远程病理讨论、远程监护、远程门诊、远程医学影像诊断等，其中，远程医学影像诊断又包括远程超声诊断、心电图诊断、脑电图诊断等。

心医国际信息科技有限公司专注于创新医疗及互联网远程医疗解决方案的提供，该公司构建的远程会诊平台利用远程网络，促进平级医院之间的信息交互，有效提高了医疗资源的利用率。

心医国际不仅推出了适用于区域化医疗的协同平台，还推出与之相配套的数据管理及平台运营服务，实现了区域内的数据共享，提高了患者数据的应用效率。

与此同时，该公司可以快速进行影像图片、病理图片的传送与接收，能够在短时间内完成对患者病历的搜索与调取。

目前，我国已经有部分国家级三甲医院引进了心医国际的先进技术。随着5G网络的开发与应用，利用心医国际的影像传输技术，医院能够进一步优化会诊流程。

医惠科技：医疗物联网解决方案

目前，将感知层、传输层、应用层结合起来的数字化医疗解决方案为数不多。致力于医疗卫生信息化建设的医惠科技有限公司在这方面取得了显著成绩。该公司围绕物联网 AP[①] 和 AC[②] 打造的物联网基础架构平台利用射频识别技术，能够统一处理来自不同通道的信息数据。

其中，物联网 AP 既能获取射频识别标签发送的信息，也能获取移动终端传递的信息，对前端感知信息进行整合处理。物联网 AC 不仅能与物联网 AP 相连接，还能利用物联网中间件模块，促进前端感知与后端应用的互联互通。在连接通信网关模块的基础上，对射频识别信号进行转换处理与发送，在实现系统化平台管理的基础上，综合管理射频识别应用与物联网 AP 的无线网应用。

概括而言，医惠科技打造的物联网基础架构平台采用高效的解决方案，实现了有线网、无线网、射频识别传感网、互联网、移动通信网的融合，完成了"四网合一"。

如果有企业打造出了服务于医院的温度物联网，但当医院需要获取除温度以外的其他数据，如亮度、湿度时，该企业可能无法为其提供系统化的服务。不同的是，医惠科技的物联网平台能够获取多种信息，综合利用物联网数据。

尽管物联网基础平台的开放性较好，但第三方企业只有保证自己的软硬件产品与医疗机构的标准相一致，才能与平台连接，为此，企业必

---

① 物联网AP是指整合了无线网接入点和射频识别接入点为一体的智能信息接收和发送设备,物联网AP可以同时接收和发送Wi-Fi信号和射频识别信号。

② AC即无线控制器,用来控制和管理无线AP的一种设备,通过它可以统一对AP进行查看、配置、修改、升级等设置,不仅便于整个网络的管理和维护,还可以提高无线网络的安全性和可靠性。

须具备足够的专业性。

目前，医惠科技的物联网设备应用集中在医院的婴儿安全保护、人员追踪、输液管理、智能床位检测、物联网冷链管理等垂直细分领域。

从物联网应用层分析，医惠科技积极联手全球领先的IT解决方案公司新华三（H3C，新华三集团），利用新华三的基础网络，推进自身传感技术落地应用。另外，医惠科技的技术实现了与新华三物联网AP的连接。

从物联网应用层面看，医惠科技联手盈网科技、绿仰科技等企业，在医疗信息化领域展开深度布局，进行相关技术的研发与应用。

贵州毕节市的数字化医院转型实践

2021年10月，国家卫生健康委员会发布了《母婴安全行动提升计划（2021-2025年）》，强调要促进母婴安全高质量发展，降低孕产妇死亡率和婴儿死亡率，到2025年，全国孕产妇死亡率下降到14.5/10万，全国婴儿死亡率下降到5.2‰，为如期实现"健康中国2030"主要目标奠定坚实基础。

随着母婴安全计划的启动，国内很多地区都在积极打造妇幼健康信息平台，致力于加强对本地区孕产妇信息的管理，推进服务资源的优化利用。

以贵州毕节市为例，在国家卫健委出台相关政策后，该地迅速推出《毕节市孕产妇保健门诊规范化建设标准》《儿童保健门诊规范化建设标准》，加强对孕产妇与儿童保健门诊的管理，积极提高针对孕产人群的服务水平与服务质量。

◆更加科学的高危孕产妇管理

贵州省毕节市的大方县在恒大集团的资助下建成第二人民医院，其规模与标准均达到三级综合医院的水平，是一家现代化大型综合性公立医院。在贵州医科大学附属医院的支持下，这所医院实现了对高危产妇的科学、规范化管理。

在科室设置方面，大方县第二人民医院设立了妇产专科，为产妇及儿童提供专业的医疗服务。

从医生端来看，大方县第二人民医院引进 HIS 和电子病历（EMR，Electronic Medical Record），针对高危产妇打造具有针对性的管理系统，与门诊和住院部协同开展工作。产科安装了护士监控工作站智能大屏，其管理及服务范围涵盖了医院内及家中的高危孕妇。

从患者端来看，医院推出了与管理系统相对应的终端应用及微信小程序，为患者提供包括线上预约、紧急呼救、健康管理等在内的多样化服务，利用智能手环对患者进行准确定位，实时获取患者的身体健康指数。

从技术应用的角度来看，医院在建设网络系统时选择的是双向蓝牙AP（Wireless Access Point，无线访问接入点），可以利用专业化较高的蓝牙智能手环进行精准定位。与 UWB 超宽带、RFID 视频、Wi-Fi 定位技术相比，这项技术在安全性与可靠性方面更具优势。

这里用一则实例进行说明。家住毕节市大方县的李女士在40岁时感觉自己怀孕了，前往大方第二人民医院妇产科门诊进行检查。医生实施常规孕检后确认其怀孕，并检查出李女士患有孕期高血压和糖尿病。医生为李女士制定了电子档案，并将其标记为高危孕产妇，用橙色代表其风险等级，并将档案归入高危孕产妇管理系统进行统一管理。

针对李女士的情况，医生建议她在手机上安装孕产妇管理应用程序并使用智能手环，通过血糖仪、血压计监测自己的血糖、血压情况及孕期的其他身体健康数据。

经工作人员指导，李女士来到医院的综合服务柜台，在手机上安装了移动应用程序，同时租用了可以与该程序结合使用的血糖仪、血压计、智能手环产品，通过App接收医生发送的检验结果及其他建议信息。

回到家后，李女士根据手机移动应用的提示，参考医生的建议用App查询自己的血糖、血压指数，时常关注自己的生命特征指数变化情况，定期接收医生的专业建议，还在App上进行孕检预约。

在临近预产期时，李女士察觉身体不适，便利用手机App的紧急呼叫功能与产科值班医生取得联系。在医生对其情况做出判断后，由医院派出救护车将李女士及时接往医院。

办理完住院手续之后，李女士进入观察期，仍使用专属的智能手环，在医院患者管理系统的监护下在院内进行适当的活动。因为医院建设的三级物联网电子围栏和定位服务能够对出入住院部大楼、产科、医院大门的患者进行自动监护，李女士可以放心地在监护范围内活动。

在李女士觉得自己要生产时，可以通过手环上的报警功能向产科医护人员发送报警信息。医护人员接收到信息后利用智能终端对其进行快速追踪，及时赶到李女士所在地，把她送到产房分娩。

孩子出生后，医护人员不仅为李女士提供了基础育儿知识，还针对李女士的具体情况，为其提供具有针对性的信息咨询服务，帮助李女士进行产后恢复。在这方面，医院产科搭建了完善的产妇宣教知识系统，将相关的专业知识发送到李女士的手机App上。李女士能够获得专业的产后康复与育儿信息服务，无需特意去请教医生。

◆服务模式四大创新

从宏观角度来看，大方县第二人民医院针对高危孕产妇建立的信息服务系统，涵盖了患者在孕期、产期、产后以及不同治疗时期的各个阶段，并在服务模式上进行了创新，具体表现在以下几个方面，如表16-1所示。

表16-1　服务模式创新的四个方面

创新层面	具体内容
全病程服务模式创新	根据孕产妇在各个阶段的需求为其提供管理服务，而不再是仅通过App提供预约服务。促进医护人员与患者之间的互动，适当提高信息开放程度，提高患者对App的认可度，让他们按照医嘱治疗。通过开展平台运营服务于高危产妇，为其提供紧急救助服务，这种服务模式可以在更大范围内推行。
物联网医疗应用创新	大方县第二人民医院着眼于高危产妇的实际需求，实现了物联网、手机App、通信技术的一体化应用，为高危孕产妇提供全天候的专业医疗服务，保障高危孕产妇的生命安全。
物联网技术创新	大方县第二人民医院的物联网运用双向蓝牙定位技术与传输技术，与Wi-Fi技术、GSM基站的应用相统一，提高了定位的准确度、稳定性，拓展了设备的适用范围，使设备安装更加简单，并且能够节约安装成本。
用户运营服务模式创新	该项目不仅为软硬件产品的应用配备了专业人员，还组建了专业的运营团队，并针对产科服务提供设立了专人团队。

团队成员提供的服务包括指导孕妇登录、使用App，为其提供专业孕产信息服务，在医院推行新型孕产妇全病程服务的过程中，尽可能地扩大服务范围，让更多高危孕产妇能够从中获益。

◆模式成效分析

在应用物联网、移动医疗等先进技术的同时，大方县第二人民医院还建设了专业的地面运营团队，致力于为高危孕产妇提供针对性更强、专业度更高的服务。这种新型管理模式的推行取得了以下几个方面的成效，如图16-1所示。

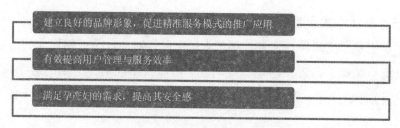

图16-1　新型管理模式的三大成效

（1）建立良好的品牌形象，促进精准服务模式推广应用：高危孕产妇管理模式的推行与 App 产品的配合使用，有利于塑造并提升医院的品牌形象，促使更多医院实施这种创新管理模式。

（2）有效提高用户管理与服务效率：医院产科与新生儿科利用先进技术，为孕产妇与婴儿提供系统化的健康管理与监护服务，不仅能够达到政府制定的管理目标，还能用电子管理方式及时了解、掌握管理对象的相关情况。另外，医院还为高危产妇推出专用服务项目，有效提升了管理与服务效率。

（3）满足孕产妇的需求，提高其安全感：利用孕产妇健康管理档案、App 产品，配合智能手环设备，为孕产妇提供全病程、全天候的服务，打破传统服务模式的限制，提高孕产妇的安全感。

第 17 章　可穿戴医疗：开启移动医疗新蓝海

可穿戴医疗设备的五大特征

近几年，移动互联网基础条件越来越成熟，尤其在步入 5G 时代后，可穿戴设备逐渐走进医疗研究工作者的视野。未来，可穿戴医疗设备将会有越来越广阔的应用空间，特别是在医疗健康领域的应用，将大大促进医疗健康产业的发展。

◆可穿戴医疗设备的定义

关于可穿戴设备，国际上暂时还没有形成准确、完备的定义，但目前国际公认的可穿戴设备要具有可穿戴性、可移动性、可持续性、可交互性、简单操作性的特征。由传感器、驱动器、显示器和计算机元素组成的可"穿戴"上身的计算机就属于可穿戴设备，它能够借助无线网连接创造出趣味横生的数字世界，让人们的生活更舒适和便捷。

可穿戴医疗设备就是通过人体佩戴融入了传感器、多媒体、无线通信等技术的眼镜、手环、手表、鞋袜、服饰等日常物品来测量各项体征。可穿戴医疗设备不仅在监测血压、血糖、心率、体温、呼吸频率、血氧含量等健康指标方面不受时间和位置的限制，还能治疗各种疾病。例如，可以用电离子透入贴片治疗头痛，可以用智能眼镜唤醒老年痴呆症患者容易忘记的人和事，可以用谷歌眼镜（Google Glass）对外科手术进行全程直播等。

◆可穿戴医疗设备的特征

可穿戴医疗设备具有五大特征，如图 17-1 所示。

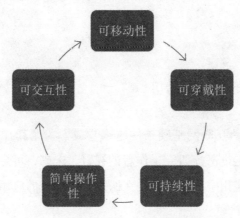

图17-1　可穿戴医疗设备的五大特征

（1）可移动性

可穿戴医疗设备具有高度的移动性，用户可在任何运动状态下随时使用，这决定了可穿戴医疗设备及其应用的机动性和广泛性。

（2）可穿戴性

可穿戴医疗设备的一个本质特征就是可穿戴性，用户可以将其穿戴上身，以人体为物理支撑环境自然佩戴，实现更紧密和谐的人机关系，更加精准地对用户体外数据和生理参数进行采集和分析。

（3）可持续性

可穿戴医疗设备的持续可用性能够使其一直保持备用状态，随时随地为用户提供所需的服务，这一特征体现了"人机合一，以人为本"的理念。

（4）简单操作性

简单易操作是可穿戴医疗设备实用价值的最佳体现，用户只需要将设备穿戴上身，传感器就能自动采集人体的生理数据，并利用无线网络将数据传输到中央处理器，再将数据传送到医疗中心，无需其他操作就可以进行分析和治疗。

（5）可交互性

可穿戴医疗设备的一项重要特征是实现了人机交互，不仅可以随时随地对血压、血糖、血氧含量、体温、心率、呼吸频率等人体健康指标进行监测，还能通过显示仪器将捕捉到的数据反馈出来，用于确保系统设备的可靠性、安全性以及工作效率。人机互动是可穿戴医疗设备最具应用潜力的一项功能。

◆可穿戴医疗设备的应用优势

可穿戴医疗设备的应用优势主要表现在以下三个方面，如图 17-2 所示。

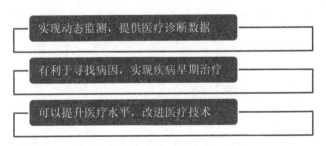

实现动态监测，提供医疗诊断数据

有利于寻找病因，实现疾病早期治疗

可以提升医疗水平，改进医疗技术

图17-2 可穿戴医疗设备的三大应用优势

（1）实现动态监测，提供医疗诊断数据

可穿戴医疗设备能够进行医疗动态监测。例如，在早期心脏病监测中，仅仅依靠一次心电图检查难以获取有效的医疗诊断依据，但动态心电图（Dynamic Electrocardiography，DCG）能连续 24 小时记录包括睡眠、活动、休息、学习、工作、进餐等不同情况下的心电活动，也能发现常规心电图（Electrocardiogram，ECG）一次检查难以发现的心肌缺血、心律失常等病理现象，为医疗诊断分析提供安全可靠的数据作为辅助。

（2）有利于寻找病因，实现疾病早治疗

在早期的病理诊断过程中，可穿戴医疗设备可以对疾病进行早期治疗。移动医疗以后台的云技术分析和更加丰富、全面的监测数据为基础，帮助患者在患病初期发现病因并及时进行治疗。例如，如果患者能够及早检测并改变导致高血糖、高血压、高血脂等后果的不良生活习惯，就可以很好地控制心血管疾病的发生。

（3）可以提升医疗水平，改进医疗技术

借助互联网技术，医生不仅可以提高医疗诊断水平和医疗技术，还能与患者更好地沟通。根据 2012 年益普索医疗（Ipsos Healthcare）和罗德亚洲健康及医疗（Ruder Finn AsiaHealth & Wellness）针对中国 522 名医生的网络调研结果：68% 的医生认为便捷地获取网络医疗信息可以有效改善医患关系；62% 的医生有在借助网络资源（浏览器和在线免费服务）获取新信息后更改初步诊断的经历；40% 的医生认为可以借助与患者的在线交流实时回复紧急咨询。

可穿戴医疗设备的应用方向

目前，国外的可穿戴医疗设备行业发展迅速，美国和欧盟斥巨资研发可穿戴医疗设备。例如，2004 年欧盟委员会启动 wearIT@work 项目，这是世界上最大的单项民用可穿戴计算研究项目；美国国家科学基金会在以人为中心的计算等专项中花费5年时间资助可穿戴医疗健康领域的研究项目；在俄罗斯、英国、法国、日本和韩国，许多大学的科学技术院和工程学院等研究机构专门设立用于研究可穿戴医疗设备的实验室或研究组。20世纪90年代后期，中国学者也开始了在可穿戴医疗健康领域的研究。

在可穿戴医疗设备领域，Vocera、ZocDoc、WellDoc、CardioNet、Epocrates等公司成功研发出了相关产品。当前市场上已经有智能腕带、智能腰带、智能臂环、智能手表、智能戒指、智能纽扣、智能眼镜、智能跑鞋、智能头盔等各式各样的可穿戴医疗设备。

可穿戴医疗设备市场的发展非常迅速，实现了与互联网、智能手机以及迅速扩张的老年人市场同步增长。随着智能可穿戴设备受到越来越多的追捧，我国智能医疗电子市场的规模也会在未来几年持续扩大。一方面，人们在疾病暴发之前就开始进行防范；另一方面，无论有线还是无线的可穿戴医疗设备，都能帮助患者随时随地接受相关医务人员对其生命体征的监测，做好疾病防控。

随着可穿戴医疗设备的不断创新，医疗行业各个领域将全面进入智能化时期，并与商业医疗保险机构相结合，对多方（医院、患者、保险）共赢的商业模式进行探索。以医疗大数据平台的诊断与治疗技术为基础，切实推动个性化医疗快速发展。

◆用于各种慢性病监测

可穿戴医疗设备能够借助传感器对人体的生理数据（如血压、血糖、心率、体温、呼吸频率、血氧含量等）进行采集，将这些数据无线传输到中央处理器（可在发生异常时发出警告信号的小型手持式无线装置等）后再转到医疗中心，为医生开展及时、专业、全面的分析和治疗工作提供便利。运用了血压无创连续监测、血糖无创连续监测、血氧无创连续监测等技术手段的可穿戴医疗设备能够实时监测血压、血糖、血氧等生理数据，并将这些数据与智能手机相连，利用云存储技术在云端进行存储和分析，也能将数据连接到医院的监控中心和病历系统，一旦发现异常马上进行预警并给出相应的诊治意见。

◆用于各种疾病治疗

可穿戴医疗设备不仅可以检测患者的生命体征，还能进行疾病治疗。例如当前非常热门的磁疗、电疗、超声疗法、透皮给药等无创治疗技术，在穿戴式治疗系统中也是一个重点发展方向。

◆带动新的产业模式

目前，可穿戴移动医疗已经发展出主要依靠向药企、医院、医生、保险公司收费进行盈利的各种商业模式。例如，专门研究糖尿病管理的移动医疗公司 WellDoc 以向保险公司收费的方式盈利，目前有两家医疗保险公司愿意替用户向 WellDoc 支付每月超过 100 美金的"糖尿病管家系统"费用；远程心脏监测服务提供商 CardioNet 以向科研机构和保险公司收费的方式盈利，获取到的监测数据不仅可以为患者提供服务，还能用于科研机构研发新产品；手握美国排名第一的移动药物字典的 Epocrates 以向药企提供调研和广告服务以及向医生售卖精装豪华版 Epocrates 的方式盈利；能向患者提供免费预约服务的 Zocdoc 以向医生收费的方式盈利；能使大型医院的通信更加快速有效的 Vocera 以向医院收费的方式盈利。

目前，可穿戴医疗设备处在初级发展阶段，有着广阔的发展空间和良好的发展前景，可能会发展成一项在人类医疗健康领域产生重要影响的新技术。我国人口老龄化改变了原本医疗健康领域供需关系，短缺的医疗资源难以满足日益增长的医疗需求，这种情况在偏远地区尤为明显。巨大的供给缺口为移动医疗的发展提供了机会，大数据和移动互联的飞速发展也为移动医疗的发展创造了必要条件。在不远的将来，医院不仅能对患有糖尿病、高血压、冠心病等慢性病的患者提供药物治疗，还能为其定制涵盖了远程监测、可穿戴式给药、生活方式管理、远程治疗方案调整等服务的整体疾病管理方案。

可穿戴医疗设备存在的问题

可穿戴式医疗器械尚在发展初期，其产业发展表现出社会关注度高、产业创新活跃、新技术不断涌现、产品迭代更新快等特点。多种创新性技术不断出现、应用和发展，提高了可穿戴式医疗器械的用户体验和应用服务水平，也增加了可穿戴医疗器械的种类，不仅有人们习以为常的手部穿戴类医疗器械，还有智能眼镜、挂件类、鞋类等各种形态的新型可穿戴医疗器械，极大地拓宽了可穿戴医疗器械的应用场景与使用范围。虽然可穿戴医疗器械取得了不错的发展成绩，但也存在很多问题，主要表现在以下几个方面，如图17-3所示。

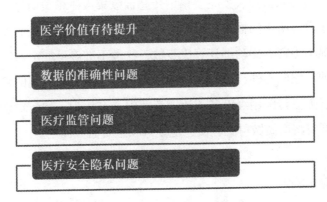

图17-3　可穿戴医疗器械发展的四大问题

◆ 医学价值有待提升

纵观可穿戴医疗器械行业的发展情况，大多数可穿戴医疗器械是电子信息技术厂商或医疗器械厂商制造的功能单一、作用简单的产品，医学科研机构和医院医生的参与度不高，能进行医学临床应用的不多。

从近几年上市的可穿戴医疗器械的功能来看，以心电监测和血糖监测为主的设备居多，但其监测程序是否科学，测量数据是否准确可靠，疾病监测指标是否匹配等问题都还有待商榷，大部分可穿戴医疗器械的医学应用价值还比较低。

◆ 数据的准确性问题

人类不断增加的健康需求和人口老龄化的影响将持续为可穿戴医疗市场提供广阔的发展空间，但由于健康医疗行业对专业性和数据准确性的要求极高，可穿戴设备与医疗的结合变得困难重重。如何保证数据的准确性，以及数据分析的可靠性，是可穿戴医疗设备发展过程中必须攻克的技术难关。

现在的可穿戴医疗设备主要借助传感器收集人体相关信息，但目前的传感技术还没有明确的标准，整体水平有待提高。例如常见的计步器容易把各种情况下手臂的摆动都计算成步数，这种不准确可能会对产品性能产生直接影响。除此之外，可穿戴设备可以提供的便利和监测的信息是有限的，其功能无法与医用级设备相比。有业内专家认为，如何在确保数据准确可靠的同时将产品做得更轻便，也是一项重要研究课题。

◆ 医疗监管问题

医疗监管作为可穿戴医疗设备研发的重要外部因素也需要引起高度重视。医疗设备有着格外严格的监管和无比漫长的认证周期，iPhone 是目前唯一拥有 FDA 认证的智能手机，因为其型号少，便于管控。FDA 在 2013

年 9 月 23 日正式发布移动医疗应用监管指南。FDA 重点监管以下两类移动医疗 App：一种是被用作受监管的医疗器械辅件的 App，如某些能使医护人员通过智能手机或移动平板电脑等设备查看 PACS（Picture Archiving and Communication Systems，影像归档和通信系统）中的图像诊断患者疾病的 App；另一种是能把移动平台作为一个监管医疗器械的 App，如某些能把智能手机作为心电图仪来检测异常心律并确定患者心脏病是否发作的 App。

◆ 医疗安全隐私问题

人们对自身健康越来越关注，对可穿戴医疗设备的需求也就越来越大。未来，健康医疗设备会逐渐成为一种必需消费品。随着可穿戴医疗设备愈加火爆，个人健康信息将面临被泄漏的风险。如果可穿戴医疗设备企业不能有效保护个人信息和隐私，导致公民权利、用户权益被侵犯，则必将为此付出巨大的代价。

可穿戴医疗设备的发展趋势

众多行业大佬在互联网医疗线下难题被逐一击破的同时纷纷对可穿戴医疗器械行业进行布局。目前，苹果、索尼、谷歌、三星、高通等国际企业都将可穿戴医疗器械市场视为重要发展领域，九安医疗、长信科技、歌尔声学等国内企业也开始致力于可穿戴医疗器械产品的研发与生产。

总而言之，在可穿戴医疗器械方面，我国起步略晚于国外，目前市场上大多数可穿戴医疗器械都是通过长时间与人体接触实现对运动或睡眠监测的设备。未来，随着 5G 技术、大数据和云计算飞速发展，医疗器械可穿戴化将成为必然发展趋势，可穿戴医疗器械必将迎来广阔的发展空间。

◆可穿戴医疗设备的技术发展趋势

随着人们的生活水平和慢性病的发病率越来越高，医疗技术的发展速度也越来越快，全球范围内的各个国家都在大力发展可穿戴医疗器械产业，例如 WellDoc、CardioNet、Epocrates 等公司拥有先进的可穿戴医疗器械技术，我国在可穿戴医疗器械方面的供给缺口也为其带来了新的发展机遇。目前，市场上的可穿戴医疗设备在技术方面实现了许多突破，产品越来越数字化、智能化。这种技术突破主要表现在两个方面，如图 17-4 所示。

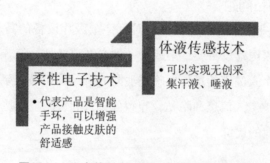

图17-4 可穿戴医疗设备技术层面的两大突破

（1）柔性电子技术

初期采用传统电子元器件的可穿戴设备质地坚硬，有固定的形状，舒适感较差。在无线传输、集成电子等技术获得迅速发展后，有公司研发出一些可穿戴运动健康产品，例如小米手环。柔性电子技术是使用具有柔性和可延展特性的有机或无机材料，研发柔性电子元件的新型电子技术。该技术能够使电子器件变得柔软贴身、容易拉伸变形，在直接接触皮肤时有更强的舒适感。借助柔性电子技术，未来的可穿戴医疗器械能够与人体皮肤或人体器官集成，精确监测人体的各项生理参数。

（2）体液传感技术

在可穿戴医疗器械的研究中，体液传感技术也是一项热门技术，传统的临床体液采集多为有创的血液采集，存在感染风险，如果使用基于柔性电子技术的可穿戴医疗设备，就可以实现无创采集汗液、唾液等，并据此对人体的生理参数进行分析。这些可穿戴医疗器械将在药物监测、健身检测及囊性纤维化诊断等方面发挥作用。

◆可穿戴医疗设备的产品发展趋势

我国医疗产业链越来越完善，医疗器械呈现出多元化发展趋向。为了提高诊断效率，减轻患者的病痛，可穿戴医疗器械需要有针对性更强的数据监测功能，最好能针对不同的人群发挥作用。例如此次出现的新冠疫情使血氧监测器械获得飞速发展，其中智能手环和智能手表凭借便捷性、实时监测性和可独立操作性等特性为可穿戴医疗器械开拓了一条新的发展路径。

（1）数据云端化

医疗大数据管理在信息化时代成为热门研究领域。医疗数据高密度、高价值、多样化的特性决定了对其进行有效处理的必要性，但我国目前的医疗数据体系还有待完善，各个医疗机构之间缺乏联系，难以共享临床数据，因此建立统一的医疗数据云平台成为重中之重。

未来的可穿戴医疗器械与医疗数据云平台相连，能够共享数据。可穿戴医疗器械将采集到的患者数据传输到云平台进行处理，支持患者借助云平台自主获取诊断结果和治疗方案，支持医生参照云平台的数据制定治疗措施，为患者提供诊疗建议。如果将各地的数据都上传到云端，医生就能在对大量病例的数据进行处理和对比后，设置药物和设备的使用权限，获得更准确的判断范围进行诊断，最大化地保障患者的安全。

（2）体验互动化

目前，相关企业与机构不仅要完善可穿戴医疗设备的数据收集和监测功能，还要提升患者的使用体验。互通共享医疗信息，既能实现情感交互和知识互动，也能实现体感交互。未来，医疗机构可以基于可穿戴医疗设备创建在线医疗健康社区，促使用户开展情感交互，增进用户之间的知识互动，在对用户产生积极影响的同时提高用户对设备的使用频率，使患者缺乏医疗信息获知方式、医疗资源分配不均等问题在一定程度上得到缓解。

除知识、情感的互动外，医疗机构还要注重增强用户的体感互动，主要可以借助光学感测、惯性感测、联合感测的方式，培养患者的兴趣，并参照对患者活动的监测，及时反馈和干预。因此，在可穿戴医疗设备发展的过程中，增强患者使用设备时的互动体验也是十分重要的一环。

（3）诊断远程化

与传统的医疗器械相比，可穿戴医疗器械是一种移动医疗设备，可以通过网络传输数据，提供实时的生理参数辅助医学诊断，在远程诊断中有着举足轻重的作用。在卫生医疗资源匮乏、医疗水平落后的地区，医疗机构往往需要通过远程诊断的方式为患者提供更好的医疗服务。

在不远的将来，医生能够利用可穿戴医疗设备远程接收患者的生理参数，在一定程度上满足贫困地区人民的医疗需求。在新冠肺炎疫情防控常态化的背景下，通过可穿戴医疗设备，医生可以在线上对患者的生理参数进行监测，进而实施远程诊断和治疗，不需要与患者进行直接接触，极大地降低了被感染的风险。

（4）盈利模式创新化

目前，可穿戴医疗器械仍处在初步发展阶段，大多数厂商主要销售硬件盈利。大数据时代到来后，产品服务模式将转向互联网医疗服务模式，包括医院对患者、企业对患者、患者和医院之间的信息交互。可穿戴医疗设备将联系起包括企业、患者、医生、医院在内的各个主体，进一步促进设备在数据、医学、诊断、服务各方面的多维发展，帮助企业建立全新的赢利模式。

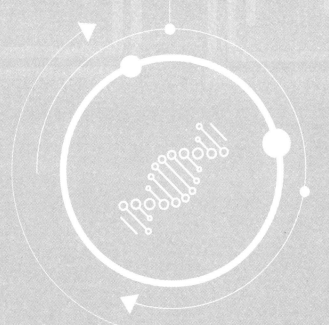

第六部分

AI 智慧养老

第 18 章　智慧养老：AI 技术破解老龄化难题

我国社会养老服务的现状

现代社会，很多家庭面都临着子女无法长期陪伴在父母身边的问题，这无疑增加了全社会的养老负担。"人工智能 + 养老"能够为上述问题提供有效的解决方案。针对老年人的需求，养老行业应该在日常生活、购物、精神关怀等诸多方面发挥人工智能技术的作用，解决社会养老难题，减轻子女的压力，为老年人提供优质的服务。

现阶段，我国在社会养老方面存在着一些不足，具体体现在以下两个方面，如图 18-1 所示。

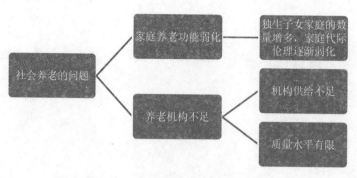

图18-1　社会养老存在的两大问题

◆家庭养老功能弱化

社会经济的快速发展，以及国家相关政策的限制，使家庭养老面临着许多问题。具体来看，计划生育政策的执行，使独生子女家庭增多，很多成年人不得不承担四位老人的养老任务。但由于年轻人忙于工作，且经济能力有限，很难满足老年人的需求，在赡养老人方面面临着巨大的压力。例如农村家庭普遍面临因经济收入较低，年轻人选择到城市工作，陪在老人身边的时间有限，难以切实承担养老义务，导致很多老人缺乏日常照顾，精神空虚等问题。

随着越来越多的家庭出现养老主体缺失问题，传统家庭模式发生了很大的变化。独生子女家庭数量逐渐增多，家庭代际伦理逐渐弱化，子女对老人的关注不足，导致社会整体的养老问题日益突显。

◆养老机构不足

养老机构能够在一定程度上减轻独生子女的养老负担，但我国养老机构供给不足，提供的养老服务质量较差，具体分析如下：

（1）机构供给不足

一方面，我国的养老需求远超现有养老机构的数量，而国内养老机构数量较少，无法满足我国的养老需求。另一方面，有些养老机构提供的服务达不到要求。第四次中国城乡老年人生活状况抽样调查结果显示，我国失能、半失能老年人约为 4000 多万，按照国际标准每 3 个失能老人配备一名护理员来计算，我国对护理人员的需求量达到 1333 万，护理人员存在很大的缺口，通过护理资格考试的护理人员更是寥寥无几。

（2）质量水平有限

在服务模式上，有些养老机构模仿企业行业提供养老服务，如宾馆、俱乐部的模式被应用到养老行业，无法满足老人的实际需求。在服务项目上，一些机构只能满足老年人的物质需求，缺乏精神层面的服务。在服务水平上，护理人员的专业水平不够，难以保障养老服务的质量。

智慧养老的三大关键技术

近几年，人工智能的热度再次上升，相关技术的应用从各方面影响着人们的日常生活。目前，世界上许多国家都面临着人口老龄化带来的挑战，为解决养老问题，越来越多的国家在 AI 养老领域展开了布局。

在产业推进过程中，为了促进健康养老资源在个人、家庭、社区等范围内合理分配，智慧养老积极引进大数据、云计算、物联网等技术，并促进智能硬件产品落地应用，不断改进健康养老服务，进而推动整个产业向智能化、信息化的方向发展。

其中，智能硬件、大数据、物联网作为三大关键技术，能够带动智慧养老产业改革，已经成为智慧养老产业发展的技术前提。

◆智能硬件

当前，智慧养老产业的许多产品受到了社会各界的关注，其中关注度最高的当属智能硬件产品。这类产品能够让留守在家的老年人独立照顾自己，用家庭服务机器人、便携式健康监测设备、智能可穿戴设备实现自我健康管理，减轻年轻人的养老压力。

比如智能硬件设备可以获取老年人的身体健康数据，包括血糖、血压、血氧、心率情况等，并将这些数据信息发送给老人的子女，设置相应的安全范围，如果数据出现异常，则以电话、短信等方式发送提醒信息。

◆大数据

因为老年人的身体健康具有鲜明的个体化特征，且养老服务在很多方面涉及医疗救治。为了促进养老服务资源的优化配置，应该建立完善的大数据平台。该平台能够获取老年人的日常生活数据，据此对老人的运动情况、疾病情况等进行分析，用于帮助寻找失踪老人、预测疾病风险等，并为养老机构运营的开展提供参考信息。

◆物联网

物联网技术的应用能够让老人的家人对其日常生活进行远程监控。另外，物联网技术不仅能够打通各类身体健康监测设备，还能够把智能家居产品纳入统一的网络系统，为老人的日常家居生活提供更多便利。

举例来说，物联网打通体征监测设备与安全监控系统，除了能够追踪老人的活动轨迹，还能对老人的健康素质水平进行科学有效的评估，方便远方的家人及时了解老人的身体健康情况。

概括而言，如今国内智能养老设备多种多样，但在功能方面的差异并不明显，应用比较普遍的智能养老设备在健康监测与管理、地理定位、语音互动方面的价值体现比较集中。

当前的养老服务存在许多痛点，智慧养老能够优化整个行业的资源配置，提高管理能力，加速实现信息共享，以技术手段解决养老服务发展过程中存在的各类问题。由此可以推测，在新理念、新技术的带动下，智慧养老将呈现出许多新特点，以人性化的服务满足老年人的需求，并促进工作效率的提高。

具体而言，借助人工智能技术，用户个人、社区及养老机构能够获知老年人的身体健康情况与日常生活状态，并将信息内容发送给老人的家属；针对老人的需求，养老机构或其子女可以通过云平台与服务公司取得联系，由公司派专人提供服务来满足老人的需求；可穿戴设备及智能监测技术在老人出现异常情况时，可以及时与服务人员取得联系从而为其提供援助，以智能化的方式避免意外事故的发生，提高养老服务的安全性。

"AI+智慧养老"的应用探索

目前，依托人工智能的机器人已经在养老领域得以应用，满足老人对医疗、护理服务的需求，让更多老年人享受科技进步带来的便利。传统养老存在很多问题，如独居老人不断增多、居家养老远超社区养老和机构养老、老人出现异常情况时子女无法迅速赶回家中处理等。

人工智能依托可视化平台进行数据分析与处理，能够完善养老服务体系，利用先进的技术手段提升居家养老、机构养老的服务水平，推动整个养老行业发展与进步。

◆照顾老人的精神生活

老年人不仅需要物质层面的照顾，还存在着精神与情感层面的需求，这种需求要通过人与人之间的情感互动来加以满足。现在的智能养老机器人主要是提供物质方面的服务，虽然能够给老年人的日常生活带来便利，但无法满足老年人精神层面的需求，尤其是陪伴需求，这也是很多老年人更希望子女能够亲自照顾他们的重要原因。

经过分析发现，机构养老与家庭养老存在同样的问题——无法满足老年人的精神需求。为了丰富老年人的精神生活，养老机构与家庭养老应该积极引进人工智能。在具体实践过程中，人工智能技术可以应用于以下场景，如表18-1所示。

表18-1　人工智能技术应用的两大场景

应用场景	具体应用
下棋	很多老年人有下象棋或围棋的爱好，由于下棋时必须有棋友，而一些老人长期一个人生活，或附近没有同样喜欢下棋的人，所以无法进行这项活动。针对这种情况，研发机构可以为养老机器人安装棋类程序，让机器人扮演老人的棋友来陪他下棋，丰富老年人的精神生活。
读书	很多老年人因为视力问题存在阅读障碍，无法正常读书、看报，导致其精神生活比较单一。人工智能的应用则能够解决这个问题。具体来说，养老机器人可以储存多种多样的书籍内容，也可以从网络渠道下载老年人喜欢的书籍，利用语言处理技术，用语音方式将书籍内容读出来，让老年人不必盯着书本也能够获知自己感兴趣的信息，并为老年人提供信息交流服务。

在先进技术的支持下，人工智能的水平持续提高，能够基于自然语言处理技术、图像识别、语音识别技术等在养老领域发挥重要作用。养老机器人可以通过人工智能技术与老年人开展双向互动，填补老年人的精神空白，推动智慧养老落地。

◆照顾老人的日常生活

受身体健康情况的影响，有些老年人的自理能力较差，无法独立生活，需要子女或养老机构为其提供服务。目前，人工智能在养老领域的应用，能够代替传统人工为老年人提供相应的服务，满足老年人的日常生活需求。例如养老机器人可以根据实际需要设定参数，按照特定的要求输出服务，承担智能养老的工作。具体来看，智能养老机器人可以实现以下功能，如表18-2所示。

表18-2 智能养老机器人的四大功能

序号	功能
1	用户为机器人提供菜谱，预定做饭时间，机器人就能按照要求在特定时间启动做饭程序。
2	用户对机器人输入特定的语言指令，当腿脚不便的老年人想去厕所时可以说出这个指令，让机器人为自己提供帮助。
3	规定机器人的操作流程，结合图像识别技术，让机器人代替老年人完成物品取放操作，满足老年人的日常生活所需，减轻子女的养老压力，利用人工智能解决养老问题。
4	人的年纪越大，记忆力越差，计算效率也越低，容易在购物、结算时出错，给日常生活带来不便。人工智能的应用能够帮助老年人解决这个问题。考虑到老年人的出行需要，这类智能产品应该小巧便携，还应具备导航功能，为老年人提供方向指引。具体而言，老年人制定出行计划时，能够通过语音将目的地"告知"智能系统，由智能系统规划路线，并通过语音为老年人指引路线。购物时，该设备可用于识别商品的相关信息，包括名称、价格、用途等。付账时，该设备能够快速计算出应付金额，为老年人购物提供便利，促进人工智能养老的落地。

目前，我国的家庭养老与机构养老存在很多问题，应该针对这些问题，促进人工智能技术在养老领域的应用，弥补传统养老的不足，在为老年人提供日常生活照顾的同时，对老年人的精神生活给予足够的关注，促进人工智能在诸多场景中应用，充分体现人工智能在养老领域的价值。相信人工智能的应用能够促进养老行业的发展，提高老年人的生活质量。

"AI+智慧养老"的应用优势

人工智能技术在养老领域的应用，能够解决传统养老存在的诸多问题，具体优势主要体现在以下几个方面，如图18-2所示。

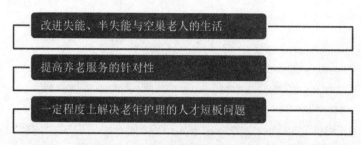

改进失能、半失能与空巢老人的生活

提高养老服务的针对性

一定程度上解决老年护理的人才短板问题

图18-2 "AI+智慧养老"的三大优势

（1）改进失能、半失能与空巢老人的生活

在传统养老模式下，行动不便的老年人在日常生活中会遇到很多问题，人工智能养老可以让老年人用语音控制室内的家电设备，用人工智能工具进行网上购物、订外卖或充话费。例如"天猫精灵"应用于智能养老，就可以方便老年人的日常起居，为失能、半失能的老年人提供多样化的服务。此外，人工智能养老还能利用智能远程检测设备和智能可穿戴设备管理老年人的身体健康及日常行动，在老年人出现健康问题或其他危急情况时及时发出提醒。

智能机器人能够为失能、半失能老年人提供日常护理服务，满足老年人多方面的需求，解决传统养老模式存在的诸多痛点，提高其整体生活质量。

（2）提高养老服务的针对性

基于人工智能技术应用的智慧养老，能够利用智能传感器获取老年人的身体健康指数，通过数据分析提高智能养老的效率，并通过获取海量数据打造微观数据库，为所有养老对象配备急救卡，以扫码方式随时查询老人的健康情况与基本信息，从而提高医疗服务的针对性。另外，人工智能养老中的养老健康专家系统还能为老年人提供健康信息咨询服务，养老金融专家系统能够为老年人提供相应的金融服务。此外，通过进行智能评估，可以更加全面地把握老人的行为特征与生活习惯，进一步提高养老服务的精准度。

（3）一定程度上解决老年护理的人才短板问题

国内存在老年人护理专业人才资源紧张的问题。现有的养老护理人员在专业性方面有所欠缺，且人才流动性大。由于老年人护理工作需要承担很大的压力，工资水平不高，难以得到他人的尊重，很多人在从业后不久便离开，导致该行业存在明显的人才缺口。在高速发展的人工智能技术的推动下，人工智能养老产品将代替护理人员承担为老年人洗澡、喂饭、翻身、康复训练等工作，为更多老年人提供专业的护理服务，可以一定程度上解决老年护理人才短缺问题。

基于人工智能技术开发的情感陪护设备具备人机互动功能，能够接收并识别老年人的语音指令，对老年人的表情与情感状态进行判断，陪伴老年人下棋、打牌，发展老年人的个人爱好，为老年人排忧解闷，丰富其精神生活，从而提高其整体生活质量。

我国智慧养老产业的政策建议

我国智慧养老产业刚刚起步，相关政策尚不完善，政策制定、宣传、落实也存在一些问题。为了推动智慧养老产业健康发展，我国不仅要完善宏观上的政策设计，而且要深化各个政策细则，并完善配套政策，提高政策的适老化程度，具体来看，我国智慧养老产业的政策完善要做好以下几点，如图18-3所示。

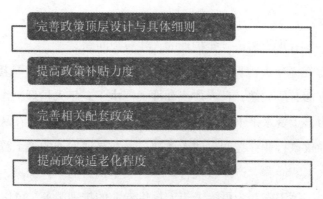

图18-3　我国智慧养老产业政策完善的四大措施

◆完善政策顶层设计与具体细则

从顶层设计来看，我国智慧养老产业的政策体系不完善，无法对产业发展提供强有力的支撑。从具体细则来看，我国智慧养老产业在实践过程中还没有形成具有指导意义的政策细则。因此，我国智慧养老产业的重点任务就是完善政策的顶层设计与实施细则，为企业与机构拓展智慧养老业务提供指导。此外，为了保证政策的实用性，政策制定部门要与其他部门保持沟通，听取各方面的意见与建议，不能独断专行。

◆提高政策补贴力度

作为一个新兴产业，智慧养老产业在前期发展过程中需要企业投入大量资金、资源，而且无法在短时间内获得可观的回报。在这种情况下，很多企业都不愿意冒险进入该行业。为了鼓励企业尝试发展智慧养老业务，国家必须加大补贴力度，从政策与资金两个方面对企业进行帮扶。在政府发挥主导作用的同时，智慧养老产业要积极引进市场竞争机制，丰富智慧养老产业的市场主体，发展多样化、个性化的服务项目，拓展智慧养老产业的服务范围。

◆完善相关配套政策

作为一种新型的养老模式，智慧养老产业的政策制定要参照整个养老产业的政策，还要对医疗服务政策、财税政策等进行综合考虑。在大力发展智慧医养、智慧康养等智慧养老模式的背景下，养老产业要与医疗产业密切结合，满足老年人对基本医疗、保健与养老服务的需求。同时，养老政策也要与财税政策挂钩，减轻企业的经济负担，让企业将更多资源投放到服务开发与提升服务质量方面，带给老年人更优质、更人性化的养老服务。

◆提高政策适老化程度

智慧养老产业政策的制定要契合人民需要。因为老年人的活动能力较弱，如果政策不科学、不合理，他们也没有足够的精力和能力应对。因此，相关部门在制定智慧养老产业的政策时要关注老年人的实际需求，保证政策的有效性，让老年人真正享受到智慧养老带来的益处与便利。

在新冠肺炎疫情防控常态化的背景下，智慧养老平台打破了时空限制，始终坚持为老年人提供高质量的服务。随着5G、AI等技术不断发展，智慧养老的这种优势将表现得愈发明显。虽然目前我国智慧养老政策的制定存在一些问题，但所有政策的制定与完善都需要一个漫长的过程，需要在实践过程中发现问题，不断完善。未来，随着智慧养老产业政策不断完善，老年人将真正享受到智慧养老带来的福利。

第 19 章　基于 AI 技术的智慧养老解决方案

智能养老护理机器人

快速发展的人工智能技术使人工智能机器人具备了更加丰富的功能，从技术层面扩大了智能服务终端的应用范围。近几年，很多智慧养老企业致力于家用服务机器人的开发，在养老陪伴方面投入了许多精力。

在持续发展的信息技术的支持下，服务机器人将具备更多功能，其智能化水平将不断提高，市场价格也会逐渐降低。在这方面，宁波智能机器人研究院面向老年人及病人推出了一款名为"白泽"的智能护理机器人，该产品不仅能够追踪用户的行动轨迹，还能及时感知异常情况，结合语音识别技术为用户提供智能化的搬运服务。该产品具有明显的人性化特征，能够让留守在家的老年人独立生活。

从目前的情况看，人工智能服务机器人十分适用于养老领域。智能机器具备的服务功能与老年人的需求相符，不仅能够监测老年人的身体健康情况，还能提供医疗护理、日常看护、紧急呼叫、语言沟通等服务。此外，智能机器人还具备自主学习能力，能够满足老年人的文化娱乐需求。

如今的智能服务机器人的功能包括了能够自主移动、识别并绕开障碍物、自主充电；能够根据政府部门、市场需要等调整服务模式；对养老机构、老年人个体信息进行整合；根据老年人的实际需求，以健康管理为核心提供养老服务。

在构建智慧养老综合服务平台的过程中，相关机构要实现互联网、智能机器人在养老产业的应用，打造完善的服务链条，改革传统的养老服务模式，让更多老年人能够体验到智慧家居养老带来的便利。

"小康"助手机器人

广州市天鹿湖老年人护理中心引进了一批智能养老机器人"小康"。这种机器人具有健康管理和家居陪护功能，可以利用内部安装的传感器对周边环境的温度、湿度、甲醛含量等进行检测，对环境质量作出准确判断。不仅如此，"小康"在获取人脸数据的基础上，还能对用户进行精确的人脸识别，通过语音沟通形式与老人进行双向沟通。

"白泽"智能护理机器人

宁波智能机器人研究院推出的名为"白泽"的智能护理机器人拥有多元化功能，不仅可以与用户进行语音交互，还能在用户出现异常情况后及时向护理人员发送提示信息。除此之外，"白泽"还可以把用户抱起来，将腿脚不便的老人搬运到其他地方，比如将其从床上抱到轮椅上，让留守在家的老人能够独立生活。

利用视觉识别与语音识别技术，这款智能机器人具备类似人类的视觉与听觉功能。具体而言，"白泽"可以熟悉用户的居住环境，运用视觉识别技术找到老人所在的具体位置。在将用户抱起来时，能够对老人的不同身体部位进行识别，把机械手臂放到老人的腋下，用足够的臂力来支撑老人的重量，为其提供安全、可靠的搬运服务。

如果用户要上厕所，"白泽"将其抱起之后，可以启动机身上安装的自动伸缩座位，在把用户移动到马桶上之后，则将弹出的座位收起来。不仅如此，这款机器人对声音的感应非常敏锐，在用户说出他的名字后，他就能够对用户所在位置做出准确定位，移动到用户身边。

通过应用人工智能技术，发展终端、服务、系统相结合的智慧养老服务模式，搭建健康大数据服务平台，发挥各方优势资源的力量，促进智能机器人的应用，可以逐步建成完善的智能养老服务网络，涵盖健康档案管理、日常照顾、人际交互、医疗服务等项目，切实促进"人工智能＋养老"的发展。

未来针对智慧养老服务开发的机器人可能会增加更多娱乐功能，旨在满足老年人的精神需求。在这方面，杭州某科技企业开发了一款名为"阿铁"的智能养老机器人。阿铁的外形憨态可掬，眼睛是两个高清摄像头，胖胖的肚子上安装了一块显示屏，能够为老年人提供诊疗、监护、人机交互服务，可全天候监测用户的日常生活状态，为老人提供细致、贴心的护理服务，并通过机身上安装的显示屏输出音视频信息内容，让老人保持良好的精神状态。

智能穿戴养老设备

快速更新迭代的信息技术促进了智能穿戴设备的日常化应用，也推动了智慧养老的发展。虽然可穿戴设备是移动终端的一种，但其侧重点与智能手机和平板电脑等移动终端有很大不同。具体来说，可穿戴设备更注重以下几个方面，如表 19-1 所示。

表19-1 可穿戴设备应该注重的四个方面

序号	具体内容
1	操作简单，用智能化控制方式代替传统的手动操作。
2	智能性强，可适用于多种环境，迅速进行数据分析。
3	能耗低，待机时间长。
4	设备应用场景具有针对性，例如智能手表、手环为手腕佩戴产品，能够收集用户的运动和健康数据。

从老年人的角度看，社会经济的发展使老年人更加注重自身的健康水平与生活质量；从子女的角度看，面对激烈的职场竞争，子女无暇给予老年人周到、细致的照顾。在这种情况下，在外工作的子女经常担心家中老人的身体健康与安全问题。

在技术发展的推动下，以智能手表为代表的智能可穿戴设备越来越多地出现在人们的日常生活中。可穿戴设备的应用简单，功能实用，可随时携带，也可以在智慧养老领域得以应用，在提高老年人生活水平的同时减少子女的担心。

可穿戴设备能够在老年人的身体健康管理方面发挥重要作用。例如，在健康监测方面，可穿戴设备可以收集老年人的心率、热量消耗、运动情况、睡眠情况等数据收集；在地理定位方面，可穿戴设备能够为老年人提供导航服务，帮助子女找到老年人所在的确切位置；在疾病监测方面，可穿戴设备能够对老年人的病症数据，例如血糖、血压等数据进行实时追踪与监测。此外，可穿戴设备还能提醒老年人按时吃药，帮助他们进行康复训练等。在未来的发展过程中，AR、VR技术有望被应用到可穿戴设备中，进一步丰富可穿戴设备的功能。

未来，人们的日常生活会呈现出哪些新面貌？科技会给养老行业带来怎样的变化？

有业内人士预测，基于人工智能技术的应用，未来只要连接无线网络，床垫就能对人们睡眠期间的心率进行监测，无人机能够及时发现燃气泄漏问题，智能手机能够监测用户每日的行动轨迹等。先进技术的应用能够从方方面面改变人们的生活。

无线感知产品在连接网络后能够对用户的呼吸频率进行监测，感知用户睡眠期间是否存在呼吸方面的问题，在用户出现跌倒及其他意外情况时发出报警信息。国内部分企业已经在这方面进行了探索，并实现了产品的早期应用。这类产品应用了无线感知技术，联网之后能够对用户的行为轨迹及身体健康情况进行有效监测。例如这类产品能够感知用户跌倒，对用户的呼吸情况、行为轨迹等进行检测，并通过入侵检测做好安全防护。

与年轻人相比，老年人的身体平衡能力较差，在行动过程中容易跌倒。夜间休息时，护理人员无法对每一位老人无微不至地照料，在老人跌倒时可能无法及时提供援助服务。人工智能的应用能够在夜间对老人的行为进行准确识别，在老人出现跌倒等异常情况时及时通知医护人员，让他们迅速赶到老人身边。

另外，在医疗监测方面，通过对用户睡眠期间的呼吸和心率进行监测，能够提前发现用户存在呼吸和心脏疾病的潜在风险，采取相应的预防措施。医护人员和家庭监护人可以使用这种技术对老人的身体健康情况进行监测，根据监测结果实施提前干预。

人工智能技术的应用能够改革传统养老模式，提高整个养老服务行业的智能化水平。在未来的发展过程中，云计算、大数据、物联网、AR/VR技术的快速发展与应用落地，将进一步推动"人工智能＋养老"行业发展。

基于 AI 的智慧养老解决方案

目前，世界很多国家都面临着人口老龄化问题，这一问题对包括服务业、金融业等在内的社会很多行业的发展产生了不可忽视的影响，促进

210

了社会变革。随着我国人口老龄化程度不断深化，出现了专业护理人员短缺、养老服务质量得不到保证的问题，阻碍了社会经济的发展。

近年来，人工智能技术的开发与应用取得了一系列成就，部分移动互联网企业积极探索用科技手段缓解养老行业劳动力资源紧张的解决方案。需要明确的一点是，人工智能不会完全取代人类，而是作为辅助工具在老年人护理方面发挥作用。人工智能技术的普遍应用能够有效提高老年人服务的数字化、智能化水平。

◆语音智能，逐渐蔓延全球

很多老年人担心自己掌握不了智能产品的操作方法，语音智能技术的应用能够帮助老年人解决这个问题。经过 20 多年的发展，语音智能技术在应用方面取得了诸多成就，但市场上与老龄服务相关的语音智能产品比较有限。

国内有互联网科技企业开发出了针对老年人服务的智能机器人与配套的智能语音服务系统，降低了老年人操作智能产品的难度。近两年，这类产品的发展逐渐成熟。运用语音智能技术，老年人能够与智能机器人进行语音交互，无需耗费精力学习智能机器人的操作方法。

◆智能化健康监管预测分析

大多数老年人都存在着一定程度的健康问题，而且他们对自身的健康状况非常关心。从这个角度来看，老年人对智能健康网络平台服务存在很大需求。这类平台能够收集老年人的健康数据，并对其身体健康情况与日常生活习惯之间的关系进行分析，据此预测老年人的健康发展趋势。在健康需求的驱动作用下，很多老年人对这类产品及服务平台感兴趣，并可能成为互联网用户群体的一员。

◆**智能养老监护系统**

内置热成像技术、人脸识别技术、智能分析技术的智能监控设备能够在老年人监护方面发挥重要作用。一旦老年人出现跌倒等情况，这种监控设备就能够及时为监护人发送提示信息，提醒监护人迅速赶到现场提供救援服务。

在这方面，走在智能养老服务前端的云住养科技有限公司，基于卷积神经网络与机器学习算法推出用于老人监护的智能摄像头，能够对老人摔倒、坠床等情况进行感应与识别，可代替监护人员对老年人进行 24 小时安全监护，比较适用于养老机构。法国 SeniorAdom 公司推出的远程养老监护系统，利用 Sigfox 物联网技术打造智能家居体系，可以减少给老年人带来不利影响的行为，提高老年人监护的安全性，针对老年人的生活需要制定远程协助服务方案。

◆**集成型护理平台**

目前，市场上致力于为老年人提供服务的智能化平台不多，其中多数平台的运营尚不成熟，无法为老年人提供全方位的服务，难以满足老年人的需求，导致老年人使用平台的过程并不顺利。例如不同的服务项目要登录不同的平台，与不同的运营者取得联系。这种情况不仅增加了老年人使用平台的成本，还会导致他们对智能产品存在抵抗心理。

在老龄化的推动下，老年人服务的商业模式发生了明显变化。目前，依托智能技术的老龄化服务平台日趋完善，商业模式不断创新。当智能服务逐渐渗透到日常生活中时，老年人对智能化服务平台的应用也会越来越普遍，与平台应用相关的网络服务端的发展则会推动商业形态革新。这些新型商业形态包括老年大学、居家医疗、老人社交网络等。

在这样的大背景下，智能养老服务平台将推出更多老年人服务项目，在满足老年人需求的同时，还会与各地服务商合作，开发适合当地的商业模式，进一步促进智能养老行业的发展。

阿里巴巴：全场景智能养老空间

随着老年人口越来越多，对养老服务存在需求的老年人也不断增加，家庭养老负担越来越重。由于现代社会的生活和工作节奏较快，很多子女没有足够多的时间来照顾老人，会选择将老人送往养老院。如此一来，老人不仅能得到养老院提供的专业护理服务，还能走出单一的家庭环境，增进与他人的沟通互动，丰富精神生活。

除了上述方式之外，传统养老还包括家中养老。这两种养老方式都存在明显的不足：有些行动不便的老人难以对传统电器进行有效控制；安防监护不足，老年人走失问题严重；出现意外情况时，老人无法得到快速有效的援助；子女对老人的日常生活动态的了解十分有限。另外，养老服务人员、专业护工供不应求，养老院的设备、资金比较紧张，难以提高老人的生活质量。

2017年，阿里巴巴打造的国内首家智能养老院——北京市房山区普乐园爱心养老院投入运营。智能养老院中的老人可以对智能设备发出语音指令，根据自己的需要对房间的温度、湿度进行控制，享受先进技术提供的优质服务。

阿里巴巴打造的智联网养老样板间能够解决传统养老面临的诸多问题。利用人工智能、云计算技术，阿里巴巴的智能音箱"天猫精灵"能够为老年人提供智能语音控制服务，根据老年人发出的语音指令对房间里安装的LED灯、电子设备、摄像头、传感器等进行控制。

行动不便的老人可以用声音控制代替手动操作，通过天猫精灵的智能语音识别系统控制电视、空调的开关，也可以通过这种方式进行手机充值、网络购物等；智能灯光系统可以对房间内的照明情况进行人性化管理，在夜间以暖光照明；无线高清摄像头能够让老人与护工进行语音与视频交流，方便护工了解老人的生活状态，通过双向、实时沟通分析老人遇到的问题，并为其提供有效的帮助；摄像头还能方便老人与子女沟通，方便子女了解老人的具体情况。在智能养老服务模式下，老人除了能够得到物质上的照料之外，还能获得精神层面的关怀。不仅如此，智能养老还能帮助养老院强化总体的成本控制。

第一批智能养老方案包括 20 个智联网样板间，每个单间的占地面积接近 20 平方米，收费金额约为 3500 元 / 月，涵盖了居住、餐饮、护理服务，相较于传统养老院 6000/ 月的租金水平，其费用明显降低，说明智能养老还能减少养老院在硬件方面的投入。

大数据是人工智能的基础。阿里巴巴打造的智联网养老样板间配备了各类智能传感系统，能够获取养老服务提供所需的各项数据信息，通过数据分析提取数据中潜在的价值。未来，依托海量数据与不断进步的科技，人工智能在养老领域的应用范围将逐渐扩大。

第 20 章　5G 大数据在智慧养老中的应用

智慧养老 1.0 到 3.0 模式

现在以及未来一段时间，我国会面临越来越严重的人口老龄化问题，而人口老龄化问题会严重制约我国的发展。进入数字化时代，智慧城市建设可以借助大数据创建精准养老模式，通过精准对接养老供需、优化资源配置、达到由数据流驱动的服务流与资金流实现协调统一，有效解决老龄化问题，支撑老龄化社会健康发展。

对传统养老模式来说，社会变革为其带来了以下三个方面的挑战，如表 20-1 所示。

表20-1　社会变革对传统养老模式的挑战

序号	具体内容
1	人民生活水平不断提高和医疗卫生条件逐步改善降低了人口死亡率，也提高了居民人均预期寿命。但老年人的各项身体机能大不如前，易患老年病，这使得老年人的生活质量大大降低，国家和家庭的养老负担越来越重。

续表

序号	具体内容
2	由于家庭结构发生变化，家庭内部的代际数变少，子女的工作压力持续增加，使养老难度变得越来越高。
3	老年人的养老需求升级，不仅要满足老年人在生理和安全方面的基础需求，也要重视尊重、情感、自我实现等高维度需求。只有全面满足老年人的多元化需求，才能满足老年人对美好生活的向往。

传统养老模式的弊端在老年人的养老需求转型升级后日渐明显，例如老年人缺乏积极的养老理念和充足的情感慰藉等。针对这些问题，我国各地开始利用通信技术和"互联网＋"技术大力推进养老模式变革，从传统养老阶段转向智慧养老 1.0 和 2.0 阶段。

智慧养老 1.0 阶段主要是借助通信技术对养老需求与服务进行匹配，减小获取养老服务的难度，缩短需求满足等待时间；进入智慧养老 2.0 阶段后，养老行业会通过"互联网＋"技术整合相关资源，优化供给侧结构，更加便捷高效地对接服务提供者与服务需求者。但这些方面的转变只能提高养老需求的可获得性，无法满足我国当前多样化的养老需求。因此，我国想要突破目前面临的养老难题，促进我国养老产业更好更快的发展，提升民众的整体幸福感，必须加快推动养老这项民生工程的建设步伐。

大数据、物联网、人工智能、移动通信等技术的相关应用不断推陈出新，我国的养老模式也由此进入由大数据驱动的精准养老模式，即智慧养老 3.0 阶段。大数据等新技术的迅猛发展使可穿戴设备产业实现了快速发展，同时我国各地不断推进智慧城市建设，给养老产业增添了新的活力，创造了新的发展契机。

目前，人工智能养老的可行性已经确定，且将成为养老产业未来的主要发展方向。在未来的发展过程中，养老领域将更加注重对先进技术的引进与应用，逐步向智能化方向升级。在新一代信息技术的支持下，人工智能将在养老领域发挥越来越重要的作用，成为促进整个行业发展的重要因素。

养老服务中最重要的是对老年人的身体健康情况进行监测，维持其身体机能的正常运转。在这方面可以通过大数据、物联网、云平台的结合应用，对传感器收集到的身体健康数据进行整理与分析，具体包括老年人的运动情况、日常作息、呼吸、心率、血压等，并将分析结果发送给老人的子女或医生，让他们实时了解老人的身体健康状态，在必要时提供相应的医疗救助服务。

在传统模式下，护理人员需要定期对老人进行身体检测，记录相关信息并收集老年人的反馈，耗时耗力且容易出现差错。智能化的管理方式则能够解决这些问题。针对患病的老年人，医生能够从云平台和传感器获取老年人的病情信息，在综合考虑多方因素的基础上，针对老年人的具体情况为其制定医疗方案。这种方案具有鲜明的个性化特征，会顾及患者的心态、喜好、日常生活习惯等，可以对整个医疗行业的发展产生积极的推动作用。

由此可见，凭借大数据、物联网等技术优势，人工智能在养老领域的应用能够加速智慧养老服务的发展。

大数据开启精准养老新时代

精准养老模式能促进养老产业的发展由粗放式转为精细化、养老需求的获取由被动接受转向主动分析、养老服务由单一提供主体转向多元提供主体。精准养老模式在精准预警、精准救护、精准医疗、精准关怀等许多现实场景中都能够体现出高度的精准性，实现这些场景的精准化依靠以下四个要素，如图20-1所示。

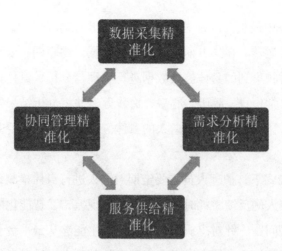

图20-1　精准养老模式实现的四大要素

◆数据采集精准化

实现精准养老的关键是精准化的数据采集。无论可穿戴设备和智能家居对血压、心率、心电、步态、眼动、移动轨迹、睡眠模式等行为数据和时空数据的采集，还是对社会信息、深度访谈等属性数据的采集，都要做到精确无误，并采用统一的标准格式进行存储。

◆需求分析精准化

通过机器学习、人工智能和大数据算法等技术分析采集来的各项数据，获取准确的养老需求。整合老年人的属性数据、时空数据和行为数据，创建个性化电子档案并建立个人需求动态监测模型，提供个性化和连续性的养老服务，例如连续采集并实时分析老年人生理指标数据预防慢性病和突发性疾病。除此之外，精准养老还能利用大数据为老年人提供精神慰藉、疾病预防、安全预警等方面的"预先服务"，不断深挖老年人的隐藏需求。

◆ 服务供给精准化

与以往服务方针对老年人提出的需求提供相应服务的养老服务模式不同，大数据驱动的精准养老模式能为老年人提供精神慰藉、疾病预防和安全预警等方面的"预先"服务。这些服务大多是连老年人自身也没有发现的隐藏需求，满足这些需求不仅能明显改善老年人的生活质量，也可以间接减少养老支出。不仅如此，老年人还可以利用养老服务 App 自主在线选择个人所需服务，全方位满足个性化养老需求。

◆ 协同管理精准化

养老服务的服务主体涉及政府、企业、社会等方方面面，这些主体能否协调好各方面的工作，影响着能否合理规划养老资源，直接决定着养老服务行业能否实现健康可持续发展。因此，各部门和组织要在同一综合云服务平台的支持下，在数据的引导下建立协同联动机制，破除数据壁垒，实现从条数据到块数据的转化，连接各方面的工作，同时还要创建服务评价和问题反馈机制，持续完善养老服务。

综上所述，精准养老模式是我国面临人口老龄化的一种战略，它能够为老年人提供个性化的养老服务，更加深入地满足老年人的养老需求，提高老年人的幸福感和获得感，更加稳妥地保障老年人的身体健康和生命安全。精准养老是将居家养老、社区养老作为依托的一种创新型养老模式。

5G 在智慧养老中的应用场景

随着我国人民生活水平不断提高和医疗卫生事业的发展，人口的出生率和死亡率都明显下降，老年人的占比逐年递增，我国的老龄化趋势日益明显。中华人民共和国民政部发布的《社会服务发展统计公报》显示，截至 2020 年 11 月 1 日零时，我国 60 周岁及以上老年人达到 26402 万人，占人口总数的 18.7%，其中 65 周岁及以上的老年人达 19064 万人，占总人口的 13.5%，超过联合国在《人口老龄化及其社会经济后果》中规定的老龄化标准线多个百分点。在计划生育政策实施后，我国社会中的"4+2+1"家庭模式（4 名老人，2 名成年人，1 名孩子）愈发普遍，急剧增加了社会供养老人的压力，传统居家养老的养老模式开始向现代化养老转变。

基于 5G 技术的智慧养老不仅实现了人工智能辅助诊断、远程手术、远程会诊、高清视频等功能，也促进了医养结合和智慧养老的发展。5G 时代中的远程诊疗具备越来越多"远程、隔离"等技术手段，这些技术能够在一定程度上缓解当前疫情蔓延的情况，在养老院中配备高效的 5G 综合防疫指挥系统也能够有效阻止疫情蔓延。

◆5G 红外测温设备

5G 红外热成像测温仪器能同时对视野内多位老人的体温进行实时监测，对老年人的身体健康状况进行全面把控。当发现老人的体温出现变化时，相关人员会将其迅速隔离并马上送到专业医院就诊。非接触式体温计的检测误差不超过 0.2 摄氏度，还能实时成像并即时报警，只要人们在检查区域中行走就可以毫无察觉地完成零接触测温。养老机构使用 5G 红外热成像测温技术对出入人员进行测温，不仅能够确保测温的高效性、准确性和安全性，还能将数据实时传送到指挥中心。借助 5G 技术分析并利用已获取的成熟数据，既能辅助工作人员预判，也能支持养老院人员精准施策。

◆5G 导医机器人

在医院实施疫情防控方面，5G 导医机器人能够无畏病毒，高效完成疾病预诊、防疫科普、业务会诊等工作任务。在疗养院中，机器人能按照规定路径送药。机器人装配的激光监测装置和避碰传感装置能够快速感知外部环境，在无人操作自动运行的情况下也能防止出现意外事故。该机器人还具备紫外线消毒杀菌功能，可以在几分钟内达到很好的杀菌效果。不仅如此，机器人还能代替人力，有效解决养老服务行业人员短缺的问题。

◆5G 勘察服务车

5G 勘察服务车在许多医院的试用都很成功。相比于配备传统 Wi-Fi 网络的勘察服务车，配备 5G 网络的勘察服务车有更高的性能，不但优化了老年人的诊疗服务，也大大提高了医护人员的工作效率。例如，河北省医院与河北电信和华为技术有限公司针对"5G+ 智能医疗应用"领域协同进行探索研究，在医院搭建起有 SA 架构的 5G 网络环境，升级移动勘察服务车的各项诊疗服务。目前，在房车上搭载 5G 通信模块能获得更好的 5G 医疗体验。在 5G 业务创新研究领域，智能医疗是一个重要的研究和应用方向，既能实现急救输送、医学影像、远程医疗、医疗大数据和医学数字化服务，也能提高患者的满意度。

◆社区养老服务

养老机构、社区养老和居家养老都可以借助数据平台和传感器网络信息系统实现快速、实时、高效、智能、低成本的 5G 养老。5G 养老院能从老人的需求出发，为其定制个性化养老方案，机动分配养老资源，有效提高智慧养老服务的效率。

例如，养老机构利用 5G 技术不但可以随时查看老年人的电子档案，实时处理远程收费等问题，也能为城市中行动不便的居家老人提供家政和就医预约挂号等服务。在衣食住行等生活方面，养老机构可以和"智达康""孝顺鸟""优服务""58 到家""老人之家"等公司合作，为老年人提供更多便捷服务。以 5G 为技术基础的远程医疗会诊可以让老人在家享受到更好的诊疗和医疗服务。

除此之外，"5G+饮食"系统还能针对不同老人的饮食习惯和疾病等进行合理的饮食管理。该系统以信息为基础，对日常饭食与相关参数进行编辑，按照年龄和层次为老年人精准推送膳食信息，帮助老人及时调整饮食结构，通过更加合理的饮食降低发生慢性病的风险，让老人吃得放心、活得舒心。不仅如此，老人还可借助5G便捷性网络在线服务选择营养管理师进行一对一咨询。

随着5G网络越来越完善，养老行业与5G技术的融合也越来越充分。5G和大数据、人工智能等技术相融合，凭借高速率、低延迟、大联通等优势，将原本大众化一锅平的经营体系转变为能满足个性化需求的新经营体系。

5G养老一方面能够优化养老院现有的设备，深入贯彻落实老有所养，从根本上解决当前老龄化社会面临的各类问题；另一方面，也能把握新的经济增长点，促进养老行业快速发展。政府也要确保在监管上做到与时俱进，明确相关部门的责任，以免在医疗和养老等方面产生新的矛盾。在不远的将来，5G技术将渗透进预防保健、疫情防控、疗养护理、基本诊疗等各个领域，全面保障养老医疗服务，为我国养老行业的迅速发展添砖加瓦。

5G智慧养老模式的对策建议

在5G网络环境下，物联网设备将实现更高质量的互联互通。5G与物联网相结合将提高整个社会的互动效率，养老行业也不例外。在5G与物联网的支持下，智慧化养老可以根据老年人的需求对各类服务资源进行优化配置，并针对老年人的个性化养老需求为其定制服务方案，提高服务效率，降低服务成本。

◆5G智慧养老模式的发展关键

（1）实现互补

目前，养老行业的服务资源没能发挥出应有的效果，主要是因为养老服务资源的分布不平衡。在5G与物联网技术的支持下，养老资源可以实现跨区域调配，各类资源可以互为补充，满足不同地区的养老服务需求。例如，我国一、二线城市的养老资源充足，二三四五线城市的养老资源相对缺乏。在这种情况下，养老服务机构可以利用5G与物联网为老年人提供在线健康咨询服务，让医生、专家在线对老年人的健康状况进行评估，回答老年人的健康问题，让老年人足不出户就能享受到优质的医疗服务，从而实现医疗资源的优化配置。

（2）服务创新

智慧化养老要坚持以人为本的原则，利用5G与物联网创新养老服务模式，提高老年人及家属对养老服务的满意度。以旅游养老为例，相关服务机构可以利用5G与物联网技术统计近几年我国旅游养老的数据，得出旅游养老的规律，明确老年人的喜好，据此为老年人制定个性化的旅游养老方案。同时，在5G与物联网技术的支持下，交通、住宿、医疗、社区服务等资源可以实现全面整合，可以在最大限度满足老年人的个性化需求。在这种模式下，老年人只需要提出需求即可。

（3）市场主导

随着5G与物联网技术深入应用，智慧化养老市场将得以重构，其中一个关键环节就是引入市场竞争机制，借助优胜劣汰法则不断改进养老服务方案，规范服务标准，完善服务制度，促使养老资源实现优化配置，让养老资源与服务实现供需平衡，提高养老服务的质量与效率，降低养老服务的成本，切实保证老年人的权益，推动智慧化养老服务市场实现可持续发展。

◆5G 智慧养老模式的发展原则

5G 智慧养老模式的发展需要遵循三大原则，如表 20-2 所示。

表20-2 5G 智慧养老模式需遵循的三大原则

原则	具体内容
差异性原则	5G 与物联网技术在智慧化养老服务领域的应用可以从宏观与微观两个层面切入。在宏观层面，各地区养老服务的活动标准要统一，以实现养老资源的优化配置，切实保障老年人的权益；在微观层面，各地区的养老服务要具有自己的特色，根据自身的实际情况，利用5G 与物联网技术发展多元化、特色化养老服务。例如，少数民族聚居区可以兴建具有少数民族风格的养老院，设计具有民族风格的服装，满足老年人对精神文明的需求。
基础性原则	相较于传统养老服务来说，智慧化养老对基础设施提出了更高的要求。随着基础设施不断升级，5G 与物联网技术在养老服务行业的深入应用也就有了便捷的渠道。例如，大湾区为突出5G 优势不断推进5G 基站建设，构建5G 产业集群，在5G 的支持下发展智慧化养老服务，建设智慧化养老服务示范区，充分发挥5G 与物联网技术的优势，全面推进产业生态链建设。
规范性原则	为了推动智慧化养老服务向着科学、高效的方向发展，迎合新时代养老事业的发展需求，养老服务行业要以5G 物联养老产业发展经验为基础，坚持规范化原则，围绕智慧化养老服务出台规范性条例，从法律层面对智慧化养老服务行业的发展进行约束、监管，做好产业规划与服务监督，弥补5G 物联技术在应用方面的缺陷，防止用户信息泄露、服务侵权、不当融资等恶性事件发生。

◆5G 智慧养老模式的发展策略

（1）加大 5G 智慧养老模式的推广力度

在 5G 物联智慧化养老服务模式下，享受养老服务的老年人需要具备一定的技术素养，对各种互联网设备与服务的接受度较高。但现实情况是很多老年人的文化水平不高，学习能力较差，甚至丧失了生活自理能力，无法享受高技术含量的养老服务。为此，我国要加大 5G 智慧养老模式的推广力度，具体来看要做到以下几点，如表 20-3 所示。

表20-3　加大5G智慧养老模式推广力度的三大措施

序号	具体措施
1	城市建设要考虑5G智慧养老服务发展规划，升级基础设施建设，为5G与物联网技术在智慧养老服务领域的应用提供强有力的支持，政策、行业要做好顶层设计，加大对5G智能化养老服务的宣传。
2	社区工作者要积极宣传智能化养老，成立专门的宣传小组，针对社区内的老年人建立养老档案，根据老年人的实际情况制定宣传方案。
3	教育机构也要积极宣传智能化养老服务理念，引导师生加大对智能化养老服务的研究，通过学术研究积累经验，用学术研究成果指导智能化养老服务的发展，扩大智能化养老理念的渗透范围，培养智能化养老服务领域的服务型人才，为智能化养老服务模式的推广储备丰富的人才资源。

（2）提高5G智慧养老模式的监管质量

智慧养老模式需要借助5G和物联网实现，天然地具有公开、共享的特征，由于养老服务机构的经验有限，再加上整个行业缺乏监管，导致客户信息泄露、虚假宣传等问题频频出现，不仅扰乱了智慧养老服务市场的正常秩序，而且使老年人的正常权益受到了严重侵害。例如一些非法医疗器械厂家上门为老年人提供保险与咨询服务，借机骗取老年人的钱财。为了防止这种情况发生，智慧养老行业要全面解读国家政策，明确监管方向，制定智慧养老行业发展规范，不断完善相关的法律法规。

（3）完善5G智慧养老模式的实践体系

智慧养老服务行业要明确发展目标，以实现智慧养老服务资源的优化配置，推动养老服务体系不断升级，促使养老服务资源在全社会范围内无障碍流动，从而提高智慧养老服务的质量。为此，智慧养老服务企业可以立足于当地特色，根据客户需求为其定制养老服务方案，并为此优化配置养老服务资源，明确5G与物联网技术在智慧养老服务领域的应用方向。此外，智慧养老服务企业还可以向养老服务的各个领域渗透，不断积累5G与物联网在智慧养老服务领域的应用经验，推动以5G和物联网技术为依托的智慧养老行业健康发展。

后记

随着消费不断升级，人们对健康的期望越来越高，健康管理理念也有所转变，逐渐从事后的"疾病治疗"转向事前的"健康管理"。事实上，导致人们转变健康管理理念的原因还有一个，就是随着生活节奏越来越快、工作压力越来越大，人们对身体的透支越来越严重，导致很多疾病呈现出年轻化趋势，人们面临越来越严峻的健康危机。

在此形势下，中共中央、国务院于2016年10月印发《健康中国"2030"规划纲要》，提出"普及健康生活、优化健康服务、完善健康保障、建设健康环境、发展健康产业"五大战略任务。党的十九大报告将"实施健康中国战略"纳入国家发展基本方略，明确要求"为人民群众提供全方位全周期健康服务"，解决人民健康所面临的疾病医疗、食品安全、环境污染等问题，提倡国家、社会、家庭与个人共同行动，关注健康、促进健康，全面提升人们的健康水平。

目前，健康中国战略虽然已经进入全面实施阶段，但摆在其面前的问题依然很多，包括人口老龄化形势比较严峻，疾病谱发生了一定的改变，人们在健康领域的投入不足，环境污染引发了一些罕见病，食品安全问题依然比较突出，三医联动改革比较滞后等。面对这些问题，传统的医疗手段所能发挥的作用有限，医疗行业亟需借助新技术、新手段实现改革，向智慧医疗的方向快速发展。

以人工智能、互联网、大数据、AR、VR、5G 等新一代信息技术为依托的智慧医疗为全民健康管理带来了新方案。智慧医疗可以利用信息化技术与手段对全民健康情况进行筛查，构建全面健康管理体系，借助各个医疗机构的辅助功能，共同实现全面健康管理，为人们提供"一站式"医疗健康服务解决方案；可以吸引不同的主体参与进来，缓解医患矛盾，带给患者更便捷的医疗服务体验，满足人民群众多元化的就医需求。

未来十年将是医疗科技与健康产业迅速发展的十年，也是健康中国建设的黄金十年。在此阶段，我国智慧医疗产业将表现出以下三大发展趋势：

第一，人工智能辅助医学影像诊断将率先进入临床应用，大幅提高阅片效率，让医生将更多时间与精力投放到疑难杂症的研究之中，帮助基层医疗机构做好大面积疾病筛查。当然，随着相关技术不断成熟，智能可穿戴健康管理设备、远程问诊、远程超声等产品与技术也将逐渐落地应用。

第二，各医疗机构的医疗资源将实现互通，医疗数据将实现共享，医疗系统将实现全面链接，为患者在不同医疗机构看病提供便利。为了保证数据安全，区块链技术将实现广泛应用。

第三，相关政策将不断完善，让人们接受远程诊疗、互联网问诊、远程手术等新型治疗模式与手段。对于智慧医疗的发展来说，这一点至关重要。

总而言之，在全球大健康科技革命轰轰烈烈开展的当下，我国将在疾病预防、家庭保健、养老、健康风险管理、医疗机械、疾病康复等领域投入大量资源，为智慧医疗拓展出广阔的发展空间，推动智慧医疗迈向新的发展阶段。